I0102000

Nuesret Kaymak

ak
ATELIER KAYMAK

NUESRET KAYMAK

FETTER FISCH

DIE MÄR VON DEN ÜBERLEBENSNOTWENDIGEN OMEGA-FETTSÄUREN

OPUS FETT

DIE WA(H)RE SCHÖPFUNG

ak
ATELIER KAYMAK

Copyright © /2017 Nuesret Kaymak

Umschlaggestaltung, Illustrationen: Nuesret Kaymak
Lektorat, Korrektorat: Reiner Werner-Nobis
Satz: Atelier Kaymak, Aachen
Gesetzt aus Droid Serif, Claire Hand und Ubuntu

Verlag: Atelier Kaymak, Aachen

Druck: CreateSpace

ISBN Paperback: 978-3-96183-000-8-
ISBN: 978-3-96183-009-1 (eBook im epub-Format)
ASIN B01MR0MVHS (eBook Amazon Kindle Edition)

Bibliografische Information der Deutschen Nationalbibliothek: Die
Deutsche Nationalbibliothek verzeichnet diese Publikation in der Deutschen Nationalbibliografie; detaillierte bibliografische Daten sind im Internet über http://dnb.d-nb.de abrufbar.

Meinem Vater, dessen tiefes Lachen mir fehlt

Sir Timothy John Berners-Lee
...der für seine Erfindung Hypertext Markup Language
die Heiligsprechung verdient hat.

Alice
...ohne deren Anstoß ich nie in die Welt dieser köstli-
chen Zeitgenossen hätte eintauchen können

»Um den Fisch im Meer steht es nicht gut. Mindestens ein Drittel der weltweiten Fischbestände ist überfischt oder zusammengebrochen. Auf der Suche nach neuen Fanggründen sind die Flotten in den vergangenen Jahrzehnten sogar bis in die Tiefsee vorgedrungen. Zusätzlich geschwächt werden die Bestände durch illegale Fischerei. Es ist klar, dass die Überfischung ein ökologisches Fiasko und eine ökonomische Sackgasse ist.«

World Ocean Review

INHALT

Vorwort 13

Einführung 15

Bestandsaufnahme...30

Presto 47

Kapitel I: Der endlose Teich 50

Rekapitulation...55

Party Time..60

Hochkultur 63

Kapitel II: Opus 68

Urtropfen..71

Schlamassel..87

Ausschuss...94

Kapitel III: Truppe..98

Der Cheffe...99

Rita 105

Sündenfall..124

Strafe 127

Kapitel IV: Auswirkung..131

HOMO SAPIENS 132

Bewusstsein 137

Plage 141

Blutrausch 145

Experten 147

Nachwort 158

Anhang: Lexikon berühmter Vegetarier 163

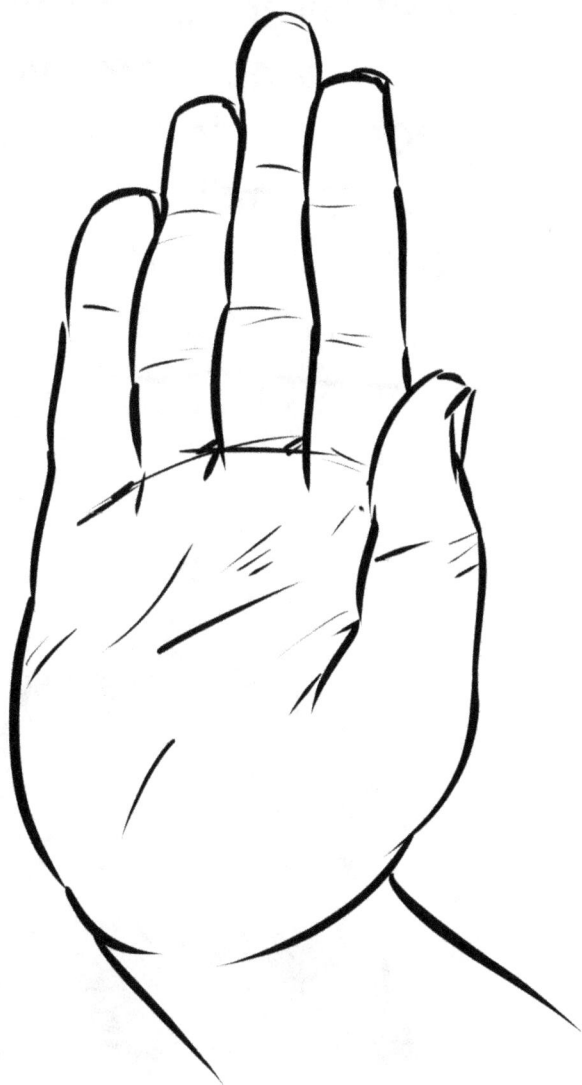

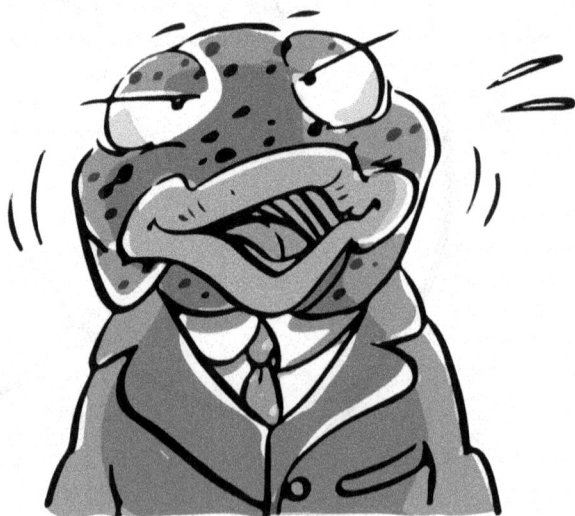

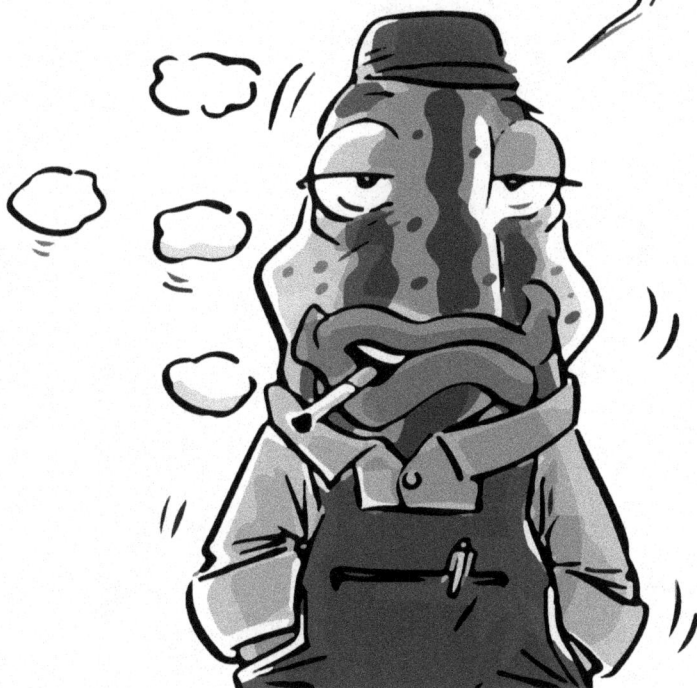

VORWORT

Willkommen! Schön, dass ein Vertreter von HOMO SAPIENS sich für uns Wasserbewohner interessiert. Das bedeutet, dass Sie, ja SIE – gerade jetzt in diesem Moment - in Ihrer Entwicklung einen Riesenschritt nach vorne schreiten. Gratulation!

Schon nach einigen Seiten werden Sie schnell merken, dass Sie mit dem Erwerb dieses Buches zu Einsichten gelangen werden, mit deren Hilfe Sie sich in Ihrem Habitat besser zurechtfinden werden als je zuvor. GROSSE SPRÜCHE?

Damit liegen Sie völlig richtig, warten Sie mal ab...

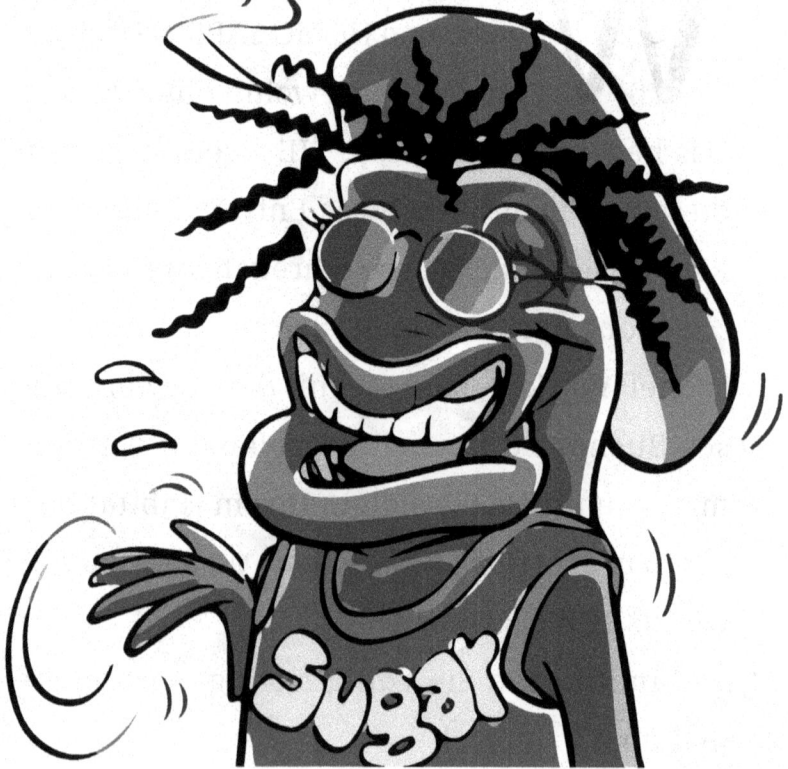

EINFÜHRUNG

Wie Sie wissen, liegen sagenhafte ZWEI DRITTEL - 71 % - der Erdoberfläche UNTER WASSER. Die Bewohner der restlichen 29 % – einschließlich Ihrer Wenigkeit- glaubt aber felsenfest, das Verhältnis sei genau andersherum!

17

Jedenfalls vermeiden Sie jeden Gedanken daran, dass Sie im Grunde genommen auf kleinen Schollen in unserem Meer treiben. Sie können es sich ums Verrecken nicht vorstellen, dass wir, die wir in dieser riesigen und köstlichen Nasszelle leben, diesen Vorsprung auch noch auf intellektueller Ebene für uns beanspruchen können sollten!

Das mag jetzt erst einmal überheblich klingen, aber keine Bange: Sie werden schon früh genug verstehen lernen, das dem nicht so ist!

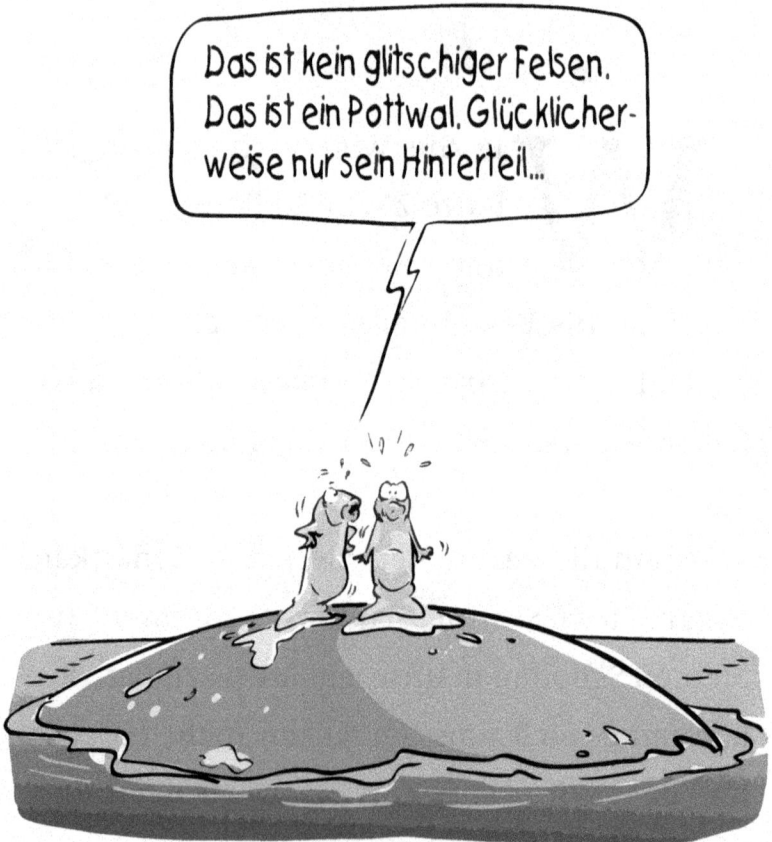

Natürlich sind Sie, werter Leser, und Ihre Artgenossen kaum in der Lage, diese simple Tatsache auch nur annähernd zu erfassen, aber das macht erst einmal gar nichts. Rein gar nichts.

Es genügt schon vollkommen, wenn Sie für den Anfang akzeptieren lernen, dass die Lebewesen in den Weltmeeren - im Vergleich zu Ihnen - von allem mehr zur Auswahl haben und von daher deswegen schon besser dran sind als SIE, der SIE sich auf Ihrem Stück Eiland die Füße wundlaufen müssen.

WIR hier dagegen gleiten buchstäblich im Wasser dahin wie in der Luft schwebende Engel mit Flügeln. Denn WIR sind die GUTEN in diesem Spiel, verstehen Sie? HOMO SAPIENS ist es... leider NICHT.

Aber nun mal keine Angst: Es gibt noch Hoffnung!

19

SIE, verehrter Leser, scheinen sich ja erfreulicherweise vom Rest Ihrer Spezies abzuheben. Vermutlich haben Sie nicht den gleichen Gen-Defekt wie der Rest Ihrer Spezies. Schlummert womöglich in Ihnen doch noch ein unentdecktes Genie?

Gar so etwas wie ein Nobelpreisträger? Nun, DASS Sie etwas richtig machen und sich gerade auf dem goldenen Pfad nach Shangri-La bewegen - beweisen Sie ja immerhin jetzt gerade mit dem Lesen in diesem Buch!

Auch wenn die eigensinnige Art HOMO SAPIENS, von unserer Seite aus betrachtet, eigentlich ziemlich überflüssig für die Geschicke der Welt ist - ist doch seine - also IHRE - Existenz ein elementarer Bestandteil im bunten Mosaik des Lebens!

Aber vergessen Sie nicht: das waren ja die Dinosaurier einst auch, bevor sie ausstarben!

Also: Holzauge, sei wachsam!

Kein Grund, sich weiterhin als Krone der Schöpfung (...Aristoteles hatte diesen Blödsinn als erster in Umlauf gesetzt) zu betrachten und wie bisher in Übermut zu schwelgen. HOMO SAPIENS gibt es in seiner Form erst seit wie vielen Jahren? Waren es 100.000? Oder 200.000? Hm...

Es gibt ein recht eindrucksvolles Schaubild, das den Ablauf der Evolution einigermaßen nachvollziehbar macht: eine Uhrscheibe. Die Wissenschaft verwendet die Analogie der Uhr, um die erdgeschichtlichen Ereignisse als chronologisch angeordnete Zeitspannen aufzuzeigen. Die Dauer eines Erdentags mit seinen 24-Stunden ergibt eine geologische Zeitskala, welche unter Zuhilfenahme der Uhrscheibe erst einigermaßen fassbar und nachvollziehbar wird.

Der simple Grund ist, dass die meisten Pri-

21

matenhirne nicht in der Lage sind, ohne Terminkalender mehr als einen Tag im Voraus zu verplanen. Nehmen Sie doch als Beispiel die Wettervorhersage: kaum eine Prognose über ein bis zwei Tage, die dann tatsächlich stimmt, oder?

Trotz technischer Hilfsmittel ist HOMO SAPIENS nicht in der Lage, etwas so einfaches wie das Wetter - langfristig - vorherzusagen.

Um es kurz zu machen: in der Analogie der Uhr mit 24 Stunden-Anzeige – beträgt die Zeitspanne der Evolution bis zum Eintritt und Beginn der Menschheit volle 23 Stunden und 56 Sekunden! Also erst in den letzten VIER Sekunden auf der Uhrscheibe erscheint der moderne Mensch – HOMO SAPIENS.

VIER SEKUNDEN!

DAS ist doch eine ziemlich kurze Zeitspanne im Vergleich zu unserer hier, die wir hier im Wasser doch schon einige Zeit länger existieren. UNS gibt es schon ein paar bescheidene Jährchen länger. Laut Uhrzeiger, gleich viele lange Stunden länger...

»EIN PAAR JÄHRCHEN«? Hahaha... – es sind wohl in Wahrheit gleich mal ein paar Milliönchen Jahre! Nur etwa winzige dreieinhalb tausend Milliönchen Jahre: 3.500.000.000 Jahre länger!

Dreieinhalb.

Milliarden.

Jahre.

...

SCHLUCK!

Das ist nicht gerade nichts, oder? Aber jetzt geht es nicht um die Vergangenheit – wir sind im HEUTE, im Hier und Jetzt! Und – ganz wichtig: es geht um SIE!

Vielleicht schaffen SIE es ja am Ende mit UNSERER Hilfe und dem geballten Erfahrungsschatz aus DIESEM Buch zum nächsten Präsidenten einer Bananenrepublik gewählt zu werden? Oder zum Sektenführer?

Vielleicht gelingt es IHNEN ja, dem immensen Raubbau an der Natur entgegenzuwirken? Um den drohenden Niedergang Ihrer Spezies - der unausweichlich bevorsteht – noch etwas zu verzögern? Das wäre doch ein hehres Ziel? Und verschaffte UNS endlich eine längere Atempause...

Damit Sie uns nicht falsch verstehen: wir mögen Sie. Wirklich. Wir ALLE hier im Wasser empfinden für HOMO SAPIENS genau das Gleiche, was SIE für den lieben Nachwuchs Ihrer Katzen und Hunde empfinden. Katzenjungen und Hundewelpen belegen in der YouTube-Hitparade nicht umsonst immer die ersten Plätze. Das ist eine Tatsache!

Angeblich sollen diese Filmclips sich sehr gut auf Gesundheit und sogar den Geist auswirken, wie Neurowissenschaftler jetzt festgestellt haben wollen (...daher übrigens die Redewendung, „etwas" oder „jemand gehe einem auf den Geist").

25

Für uns Wasserbewohner befindet sich HOMO SAPIENS in der gleichen Kategorie. Da ist das Spiel exakt das Gleiche: wir mögen besonders frischgeschlüpfte HOMO SAPIENS aus ganzem Herzen. Und das, obwohl diese Affenspezies uns im Laufe ihres Wachstums ständig die Bude vollkackt und unsere Behausung mit Plastik zumüllt!

IHR QUÄLT UND BEKLAUT UNS. FRESST UNS DIE HAARE VOM KOPF - UND VERSCHLUCKT UNS SOGAR NOCH BEI LEBEN- DIGEM LEIB[1]!

26

UND TROTZDEM SIND WIR NICHT BÖSE AUF EUCH!?

Richtig. Sprich: wir sind eben idealen Eltern...

---

[1] Ein beliebtes Spiel unter angehenden Alkoholikern ist das Herunterschlucken von noch lebenden Kleinfischen, die mit hochprozentigem Schnaps o. ä. hinuntergespült werden, um dann im Magen auf grausamste Weise an Alkoholvergiftung im Säurebad qualvoll zu sterben.

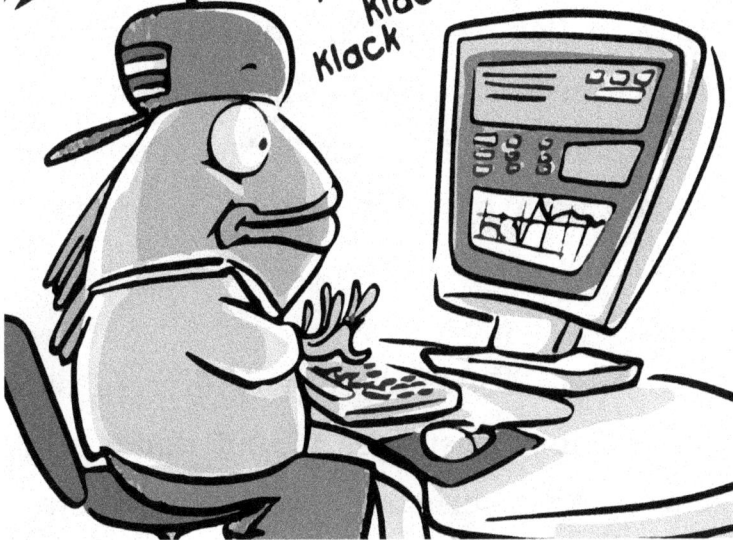

27

Dennoch empfinden wir für HOMO SA-
PIENS – wie eben Eltern für den eigenen
Nachwuchs – die gleiche unerklärliche, irra-
tionale und unerschütterliche Liebe. Wir
müssen verrückt sein!

Obwohl Ihre Spezies - einmal ausgewach-
sen - sehr viel ernster, humorloser, dickköpfi-
ger, dumpfer, wirrer, skrupelloser und auch
aggressiver wird. Selbst dann noch...

28

Denn wir schließen aus dem angriffslusti-
gen Verhalten des HOMO SAPIENS, dass dies
nur der Ausdruck seiner Hilflosigkeit ist – und
er uns damit nur zeigen will, dass er uns zum
Fressen gern hat! Ein kleiner, wenn auch
schwacher Trost für uns...

Trotz HOMO-Leuchten wie diverse singende Nobelpreisträger (...und damit sind
keine kriegslüsternen Friedensnobelpreisträ-

ger wie Ex-Präsident „Barry O." gemeint - solche sind davon ausdrücklich ausgeschlossen) kann HOMO SAPIENS eben nicht schnell mal aus seinem Leder steigen und sein Verhalten ändern: Denn ein Tier bleibt stets ein Tier, HOMO SAPIENS bleibt HOMO SAPIENS:

»TIER?«

HA! RAUBTIER trifft es wohl besser!

Nicht alle natürlich. Schließlich sind wir viel weiter als die vielen armen Tröpfe, die sich nur allzu schnell in jämmerlichem Pauschalisierungsvorverurteilen verfangen.

Glücklicherweise gab es hin und wieder HOMO SAPIENS -Exemplare wie Baruch Spinoza, Albert Einstein (und demnächst vielleicht auch SIE?), die allesamt begriffen haben, dass da etwas gewaltig schief läuft auf dieser, unserer verletzlichen, kleinen Erde. Was aber bestimmt nicht an der Erdkrümmung oder Gravitation liegt!

Das Sprichwort eines chinesischen Ein-Mann-Snackshop-Besitzers aus Kapstadt lautet...

»Einen Freund frisst man nicht zum Mittagessen«

30

Daher, lieber Freund, wird es jetzt höchste Zeit, dass Sie uns näher kennenlernen...

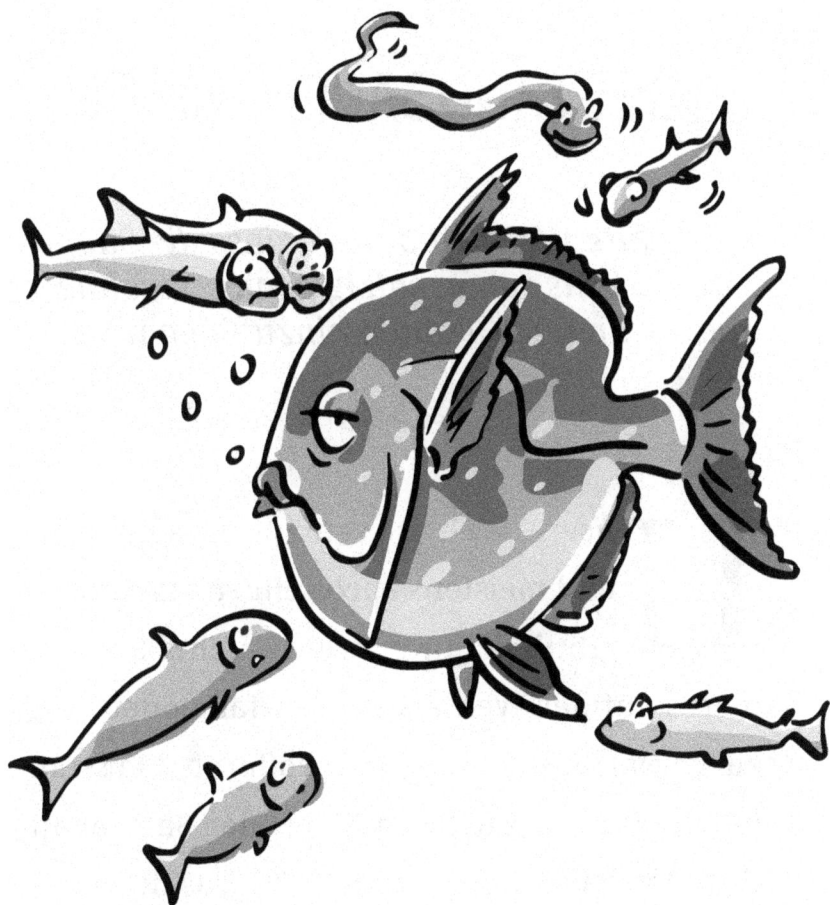

BESTANDSAUFNAHME

»Eine alte Weisheit besagt, dass die Suppe des Lebens schon salzig genug ist, ohne dass man noch Tränen hinzufügen muss«

(Ian Banks)

32

Unsere Welt ist sehr groß, sehr nass und meistens auch sehr salzig. Und es gibt bekannter weise nichts Schlimmeres auf der Welt als eine zu fade oder eine zu versalzene Suppe! Im größeren Maßstab haben wir das im Toten Meer: der Salzgehalt liegt dort zwischen 28 und 33 %, was die meisten von uns – außer den Extremophilen nicht vertragen. Wir nennen sie der Einfachheit halber Extremos.

Sie sollten jedoch nicht mit den Horrorclowns von der Straße verwechselt werden.

Wenn Sie jetzt meinen, es handelt sich hierbei nur um kleine, unbedeutende Bakterien – liegen Sie völlig falsch! Es gibt nämlich immerhin 13 klassifizierte Kategorien dieser unscheinbaren Mikroorganismen. Und jede Kategorie hat ihre Verästelung in Unterkategorien – da kommt dann schon etwas zusammen. Eine Menge Spielraum zum Austoben für die kleinen Einzeller.

Es handelt sich in Wahrheit sogar um eine kleine Armee, um genau zu sein. Sehr viel schlagkräftiger als das dreckiges Dutzend von Major Reisman[2]! Denn die Extremos sind so

---

[2] Lee Marvin spielte den Major im 1967 produzierten Kriegsfilm The Dirty Dozen unter der Regie von Robert Aldrich mit John Cassavetes, Ernest Borgnine, Richard Jaeckel, Robert Ryan, George Kennedy, Telly Savalas, Donald Sutherland, Charles Bronson, Jim Brown u. v. a.

hart im nehmen, dass sie selbst in Gift oder im Kühlwasser von Kernreaktoren lustig vor sich hin plantschen Hey, jemand sollte die auf den Toilettentrakt des deutschen Reichstags hinweisen: Bei der Menge an Spuren von Kokain, die dort gefunden wurden – wären die glatt im siebten Himmel!

Aus diesem Grund sind sie die Säulen unserer Abwehr: sie sind unsere spezielle Einsatzgruppe zur Terrorbekämpfung!

Weit effektiver als die berüchtigten US-Seals, die dazu im Vergleich wie Disneys Pfadfinder von Fähnlein Fieselschweif wirken.

LEGEN SIE SICH JA NIE MIT EXTREMOS AN - SIE VERLIEREN. IMMER.

Sie sehen, auch wir sind auf den Geschmack gekommen und wollen künftig TÄTER STATT OPFER[3] sein...

Gewöhnliches Meerwasser enthält ca. 35 Gramm Salz pro Kilogramm. Gerade so viel, um entspannt den nächsten Saunagang an einem der vielen hydrothermalen Quellen am Tiefseegrund anzugehen (...und ja, klar, natürlich: auch WIR wissen, wie gut ein Sauna-Aufguss ist!).

Das Wasser selbst ist eine chemische Verbindung aus Sauerstoff (...das, woran es Ihnen im Gehirn ständig mangelt - wenn man

35

---

[3] Das Originalzitat stammt von einem kleinwüchsigen Schrebergärtner aus Hamburg. Nachdem dieser es leid war, ständig die ihm den Bart kriechenden Insekten mühevoll einzeln von Hand zu entfernen, stieß er eines Tages wild aus: „Jetzt habe es aber satt, euch Ungeziefer auf meiner Nase herumtanzen zu lassen!". Den Nachsatz ausrufend „Es macht außerdem mehr Spaß, Täter als Opfer zu sein!" griff er entschlossen zum Bunsenbrenner und brannte sich damit kurzerhand Bart, Insekten und das halbe Gesicht ab.

sich jedenfalls die Ergebnisse der Bundestags-
wahlen betrachtet) und Wasserstoff - dem
künftigen Treibstoff Ihrer rollenden Blechkis-
ten, wenn es nach Ihren Wissenschaftlern
geht. FALLS es ihnen irgendwann endlich
einmal gelingen sollte, Wasserstoff zu bändi-
gen und nicht ständig zur Detonation zu bringen.

Im Moment haben jedoch viele noch Beden-
ken, sich – drücken wir es einmal so aus: sich
auf einen brodelnden Vulkan zu setzen! Aus
Angst, womöglich bei einem leichten Auffahr-
unfall oder beim Einparken urplötzlich wie
eine Silvesterrakete in die Stratosphäre hoch-
zujagen (...obwohl das bestimmt sehr viel
spannender gewesen wäre, als mit der lang-
weiligen Seifenkiste namens Automobil durch
die Gegend zu rollen).

Mit Sauerstoff gebundener Wasserstoff
(H_2O) hingegen bietet im flüssigen Zustand

unheimlich viele Vorteile: zum Beispiel wird
jeder Körper darin federleicht - ganz egal wie
groß oder schwer der Körper sein mag- und
ist nur noch von der Schwerelosigke   it des
Weltalls zu überbieten. Der Traum aller Fett-
leibigen!

Oder warum glauben Sie, planschen so
viele übergewichtige Exemplare Ihrer Affen-
gattung in den öffentlichen Schwimmbädern
so gerne in Planschbecken? Sie ÜBEN, Sie
Dussel! Wenn Sie dann mal fit sind – und das
werden Sie schneller, als Sie bis 3 zählen können – dann hechten sie wie die Schwimmwelt-
meister in die tieferen Schwimmbecken.

Weil sie nämlich im tiefen Wasser dann
plötzlich eine derart erstaunliche Wendigkeit
an den Tag legen und die schönsten Salto
Mortale und Synchronschwimm-Figuren an
den Tag legen. Darum. Und wir sprechen hier
von Mehrfachüberschlagen!

Versuchen Sie einmal mit drei Zentnern einen 10–fachen Salto in der häuslichen Badewanne! Aber bitte OHNE mit der Wanne durch die Decke zum Nachbarn darunter durchzubrechen, der gerade mit seiner Familie Suppe schlürfend beim Mittagessen am runden Esstisch sitzt!

Die ausgehungerte Brigade mit den hohlen Augen ist glatt imstande und fängt an, in den rosigen, knackigen Sonntagsbraten vor sich reinzubeißen. Zum Thema Kannibalismus (würg!) kommen wir später noch...

Aber es ist ja auch ein richtiges UNIVERSUM!

Präziser formuliert:

UNSER
UNIVERSUM!

FÜR SIE LEIDER NUR EINE TÖDLICHE FALLE!

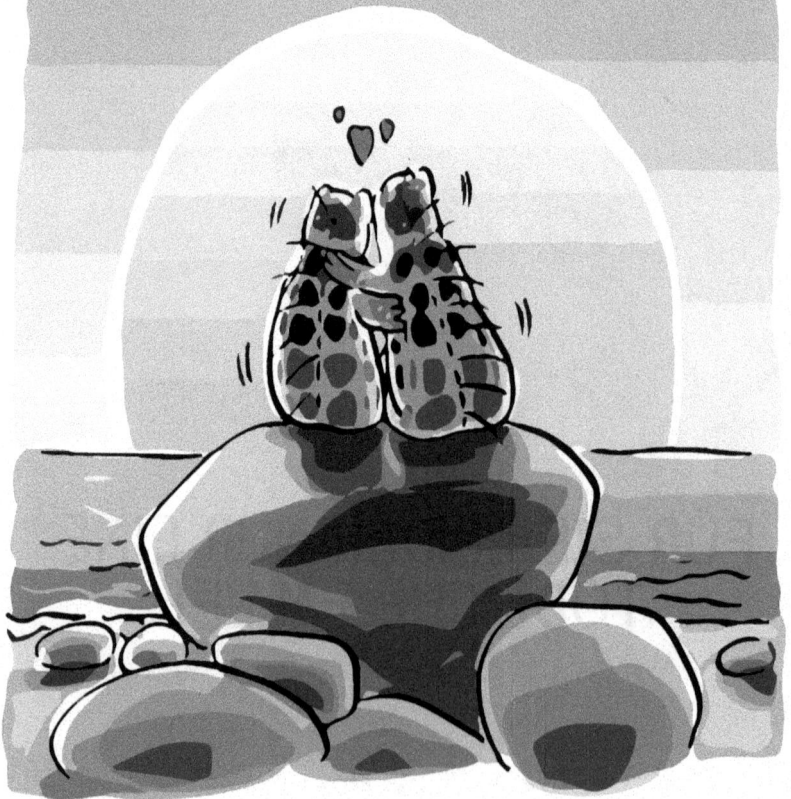

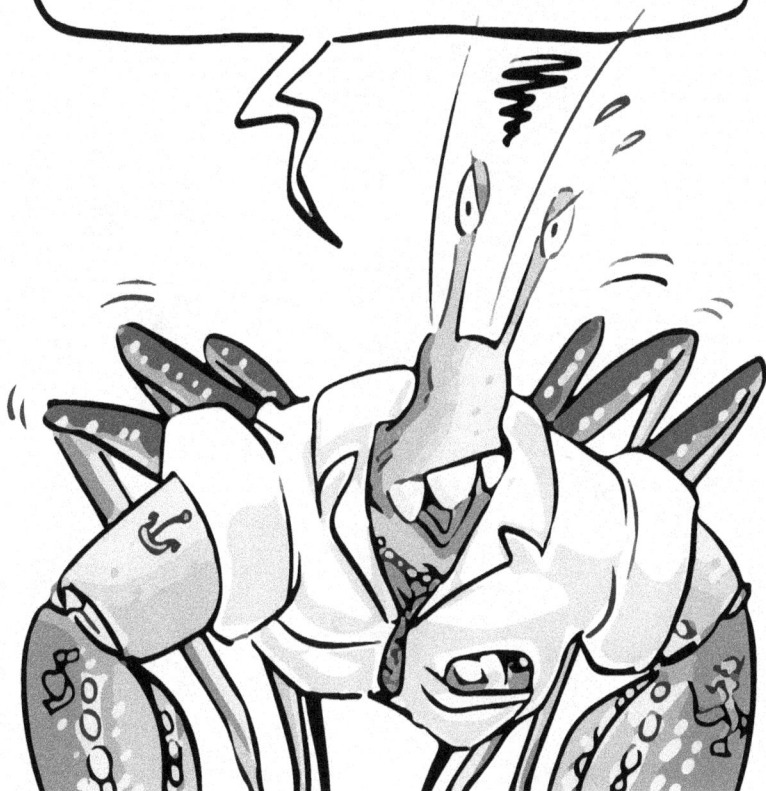

APROPOS SCHWER...-EIN BISSCHEN WERBUNG KANN JETZT NICHT SCHADEN...

42

SIE SIND ZU FETT UND ZU SCHWER?

Im Wasser kein Problem: Aus diesem Grund üben Ihre dicken Astronauten-Freunde von der NASA und ESA vor ihren Raketenstarts erst einmal hier bei uns im Wasser.

Hier entgehen sie zudem auch all den kalorienreichen Fast Food und Zuckerwasser-Verführungen, (gemeint sind Softdrinks) mit denen sie sich sonst so gerne aufblähen.

SIE SIND ZU LANG?

So groß, dass Sie ihre Garderobe im Internet bestellen, Ihnen aber die Frauen (oder Männer) - egal was Sie anziehen - trotzdem beim ersten Date davonlaufen?

Hier bei uns Im Wasser ist das kein Problem: Bei uns brauchen Sie keine Bekleidung! Die würde Sie hier eh nur stören.

Profibasketballer wie Dirk Nowitzki und die Harlem Globetrotters haben eine lässige Art sich wie in Zeitlupe zu bewegen und trotzdem einen Korb nach dem anderen zu landen. Das haben die hier bei uns im Wasser gelernt.

SIE SIND ZU LAUT?

Fragen Sie doch Madonna - bei uns lernte sie endlich ihre schrille Stimme zu kontrollieren. Aber natürlich erst, nachdem sie ordentlich viel Salzwasser geschluckt hat.

45

Daher hat sie übrigens auch den leicht wahnsinnig anmutenden Ausdruck in ihren Augen. Salzwasser schmeckt grauenvoll, glauben sie es ruhig.

Aber dank der Salzwasser-Schluckerei konnte sie einen schrägen Hit nach dem anderen landen. Und das lange bevor sie mit ihren Kinderbuch-Experimenten angefangen hat...

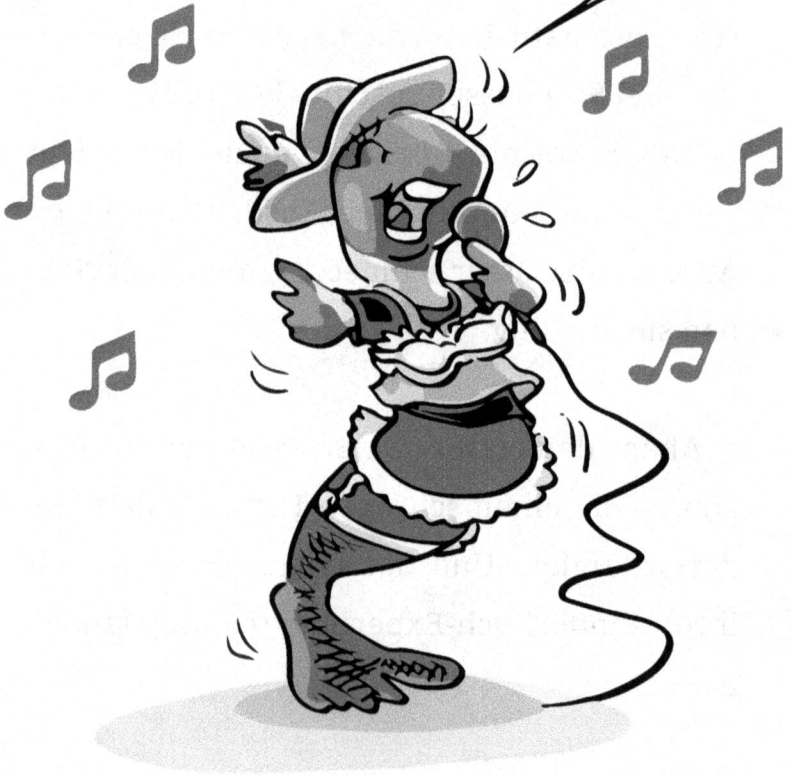

Also EGAL, was Sie für scheinbare FEHLER haben sollten: Bei uns hier im Wasser spielt es KEINE ROLLE!

DENN HIER IST JEDER GLEICH!

Und genau darum sind wir auch allen anderen Lebewesen um Lichtjahre voraus...

„*Seit wir uns gemeinsam GAME OF THRONES anschauen, hat sich hier einiges sehr verändert!*"

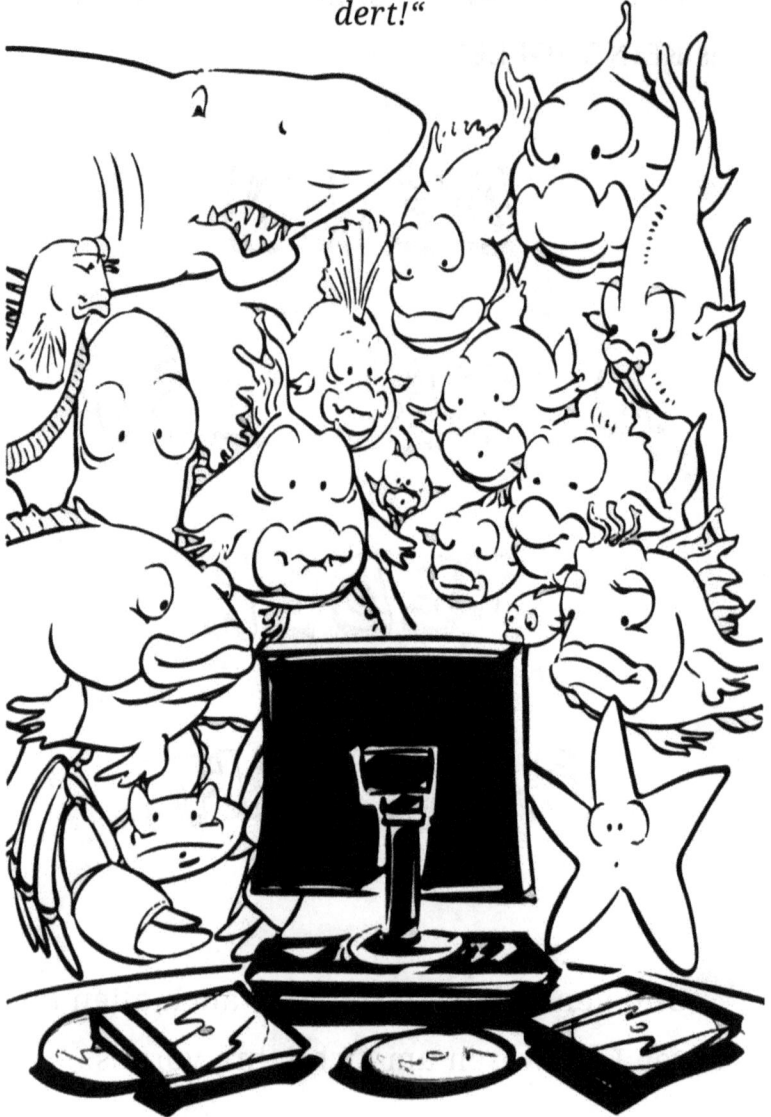

PRESTO

Ein altes chinesisches Sprichwort lautet

»Jedes Wasser hat seine Quelle, jeder Baum seine Wurzel, jeder Feldweg sein Ende«

49

(Mao Zedongs Wasserflaschenhalter während des langen Marsches zum Stadtbrunnen in Xi'an in der Provinz Shaanxi)

Daher erfahren Sie im folgenden Kapitel, aus welcher Quelle alles Sein in Wirklichkeit entsprungen ist. Sie lernen, woher die Lebewesen stammen und wo Ihre – jawohl, richtig gelesen: IHRE, werter Leser - persönlichen Wurzeln wirklich liegen! Damit Sie endlich kapieren, warum Sie Ihre Sichtweise auf uns revidieren müssen.

Und los geht's: Sitzt der Neoprenanzug? Sind die Sauerstoffflaschen auch aufgefüllt? Ist die Taucherbrille richtig aufgesetzt und genügend eingespeichelt?

Dann los! auf ins kühle Nass..

50

KAPITEL I:
DER ENDLOSE TEICH

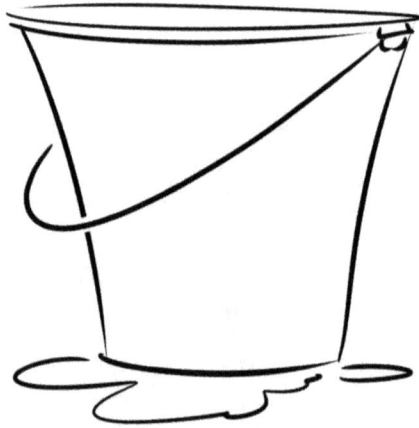

»Life is like a soup. You get out what you put in.»

(aus England)

WASSER VERZEIHT JEDES NOCH SO ERDENKLICHE EXTREM

53

Erinnern Sie sich noch an die wunderschönen Sommertage Ihrer frühen Kindheit? Als Sie noch mit ihren Freunden jeden Tag im Freibad waren und Mädchen noch kein Thema?

Die absolute Attraktion war stattdessen rechteckig, nicht besonders tief, stark gechlort und immer bis zum Bersten voll: das Nichtschwimmerbecken!

Denken Sie aber auch noch daran, wie Ihre Freunde Sie damals ständig unter Wasser gedrückt haben? Wie Sie deswegen Unmengen von diesem abscheulichen Chlorwasser runterschlucken mussten und dabei fast ertrunken sind? Das ansonsten harmlose Chlor, welches Sie nie interessiert hatte und ihnen gleichgültig war, bekam einen Ehrenplatz in Ihrem Langzeitgedächtnis: nie werden Sie die Erinnerung an diesen scheußlichen Geschmack verlieren. Etwas Madonna steckt wohl in jedem Menschenaffen.

Oder wie sich die ewig hinziehende Schrecksekunde unter Wasser anfühlte, wenn das scharfe Chlor in die schreckgeweiteten Augen strömte und dadurch seine Giftigkeit erst richtig entfalten konnte? So, dass Sie noch Tage danach wie ein Vampir mit schmerzenden, rotgeäderten Augen durch die Gegend laufen mussten.

Mein Arzt, dieser Schwachkopf, sagt, ich soll mit einer Psychotherapie wegen meines Magengesschwürs beginnen. Dabei rauche ich wie ein Schlot, geh' täglich einen heben, beweg' mich nicht und esse gerne Schweinebraten. Und er verschreibt mir noch nicht mal etwas Gescheites.

55

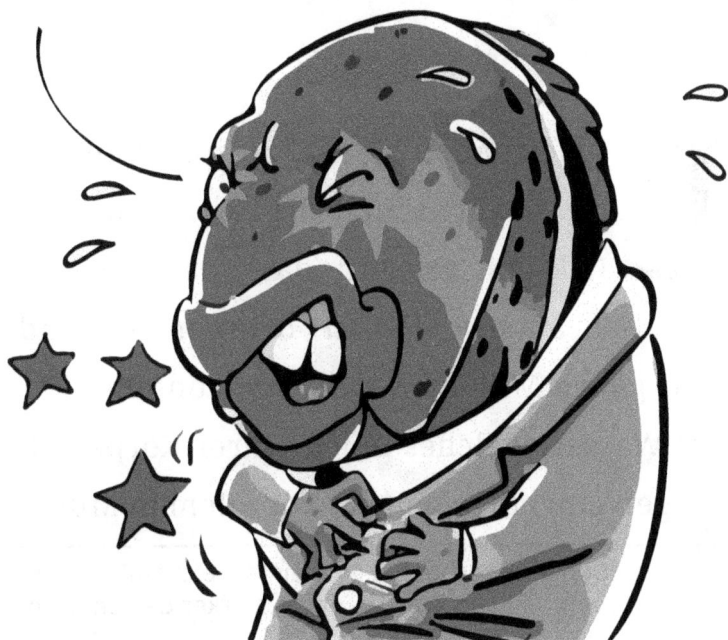

REKAPITULATION

56

L eider haben Sie viel zu spät, nämlich als Erwachsener, die allerwichtigste Lektion gelernt: dass da, wo viel Chlor ist, auch viel Urin[4] drinnen ist! Und zwar gleich Millionen Liter von kontaminiertem Wasser, welches in jede Ihrer Körperöffnungen eingedrungen ist! Vor allem in Mund,

---

[4] Eine nackte Tatsache und eine einfache chemische Reaktion: je mehr Urin im Wasser, desto stärker der Chlorge-

Rachen, Hals, Speise- und Luftröhre, Magen und natürlich in Ihre Lungenflügel.

Und Sie, Sie Armer... erfahren erst JETZT davon...

Ja, das ist hart! Echt hart. Aber das kann Ihnen hier bei uns im Endlosen Teich nicht passieren. Ihnen ist er natürlich besser bekannt als zerstückelte Meere und Ozeane mit unterschiedlichen Namen.

Doch für uns gibt es keine natürlichen Grenzen: wir haben hier keine Schlagbäume, keine Mauern und auch keine Stacheldrahtzäune!

Unser Reich zieht sich in alle Richtungen und reicht auch viele Kilometer weit in die Tiefe70 % der Meere liegen unter 800 Meter und bezeichnet man daher als Tiefsee[5].

---

[5] 70 % der Meere liegen unter 800 Meter und bezeichnet man daher als Tiefsee.

Da könnten Sie oder Ihr Nachwuchs noch so viel reinpinkeln:

Es...

Macht...

Uns...

Nichts...

Aus!

58

Der Urin von HOMO SAPIENS ist im Moment unser kleinstes Problem.Der Ewige Teich ist so riesig, dass er immer angenehm temperiert[6] ist. Es ist hier in der Regel schön ruhig und ab einer gewissen Tiefe auch immer dunkel[7]. Unter solchen Bedingungen könnte HOMO SAPIENS nicht leben: Glauben Sie uns - Sie würden sich zu Tode langweilen!

---

[6] Euch wäre der größte Teil zu kalt: - 1 °C bis 4 °C.

[7] Ab 800 Meter Tiefe beginnt der lichtlose Bereich des Meeres. Daher haben sich unsere Kellerlochbewohner kurzerhand ihr eigenes Licht geschaffen und sind jetzt zwar erleuchtet – aber noch lange keine Heilige.

Wenn Sie nicht vorher ertrinken oder infolge des Wasserdrucks jämmerlich implodieren würden (den Wasserdruck halten Sie nur sehr, sehr begrenzt aus[8]).

Ganz selten gleitet hin und wieder ein staunender James Cameron in seiner bunten Taucherglocke[9] lautlos an uns vorbei, aber das war's dann auch. Herrlich...

59

---

[8] Der Rekord beim Tauchen ohne Sauerstoffflasche liegt bei 214 Metern (Herbert Nietsch, Österreich, 2007); die längste Zeit im Luftanhalten unter Wasser (Schwimmbecken) beträgt 11 Minuten 35 Sekunden (Stéphane Mifsud, Frankreich, 2009).

[9] Am 26.03.2012 erreichte James Cameron mit dem 7,3 Meter langen Tiefsee-U-Boot Deepsea Challenger als bisher dritter Mensch den Grund des tiefsten Punktes der Erde im Marianengraben: das Challenger-Tief liegt bei ca. 10.994 Meter unter dem Meeresspiegel.

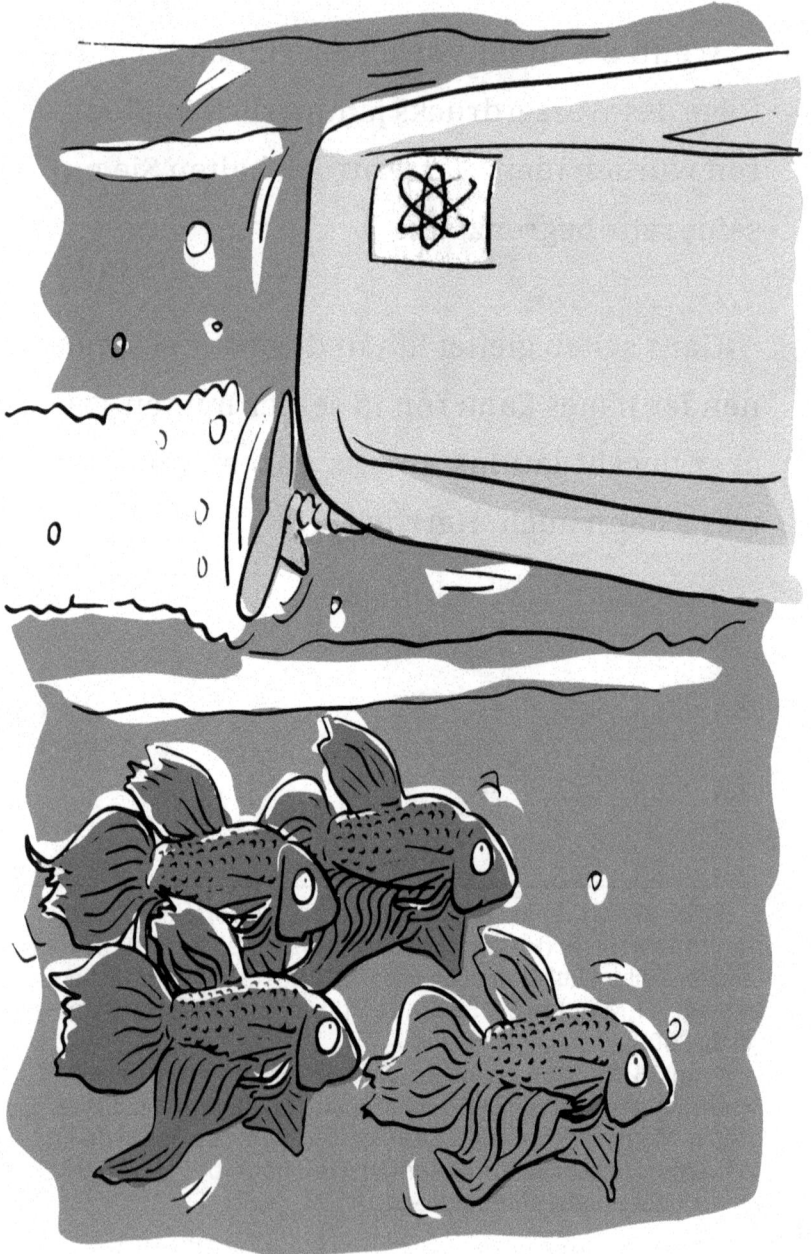

PARTY TIME

Ganz anders als im seichten Wasser: dort ist ständig was los und überall ist Partytime. Es ist flach und warm wie im Nichtschwimmerbecken (wenn auch nicht so verseucht), hell, schmutzig, laut und sehr gefährlich!

61

Sehr, sehr gefährlich denn da riskiert man schnell ein ungebetenes Lippen- oder Zungen-Piercing: Angelhaken! Unzählige Angler mit dickem Bierbauch und Sixpacks in der Kühltasche warten nur darauf loszulegen!

Fische enden dann in aller Regel als zu Tode geprügelte, aufgeschlitzte, ausgeweidete, zerstückelte und in einer öligen Pfanne angeröstete Mordopfer.

Sein Leben in einer Bratpfanne in siedendem Öl zu beenden[10] ist wahrlich kein erstrebenswertes Schicksal! Aber das passiert ja nur den dummen, ungebildeten Strandurlaubern, die von nichts 'ne Ahnung haben.

---

[10] Daher die Redewendung „Jemanden in die Pfanne hauen", egal, was das Lexikon sagt.

Als ich von weiter Ferne deine Umrisse sah, dachte ich mir gleich, dass kann doch nur die Kirsten von der Saunarunde sein!!

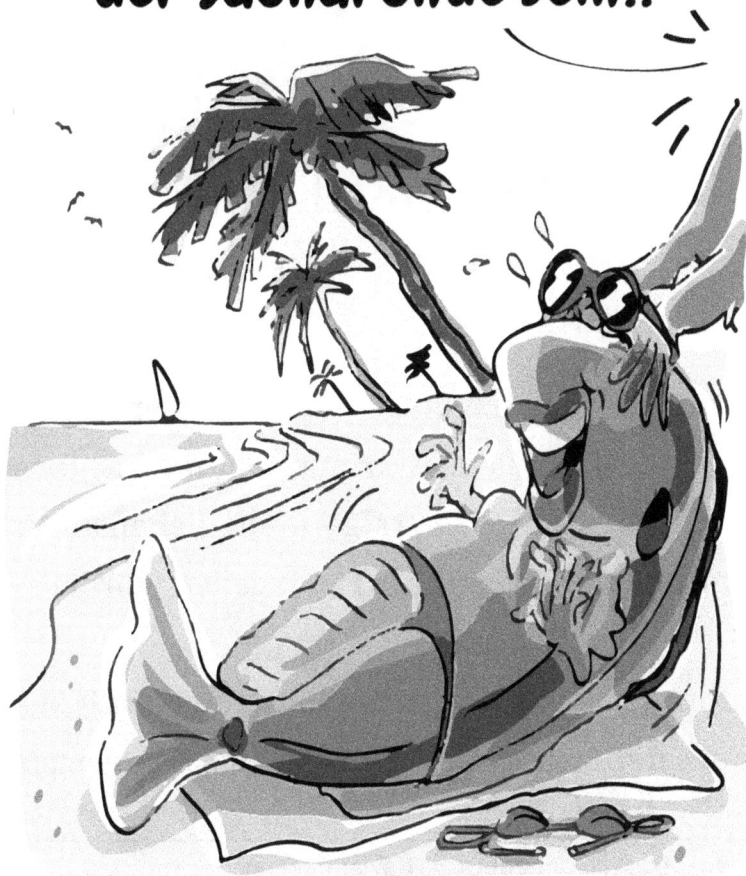

HOCHKULTUR

Eigentlich ginge es uns Wasserbewohnern ja echt prima. Wenn nicht Ihre etwas zu kurz geratene Lebensform uns allmählich auf die Eier[11] gehen würde!

Ihre sogenannte »Zivilisation« ist nämlich aus unserer Sicht gar keine! Sie ist die Summe aus

---

[11] Euch Ungeheuern als Kaviar bekannt.

sehr, sehr viel Übel, Leid und leider nur wenig Gutem! Also das Kennzeichen jeder primitiven Subkultur! Aber jetzt mal im Ernst: Sie stören uns! Echt!

Ständig.

Seit Jahren dehnen Sie sich aus und machen nicht einmal vor den Weltmeeren halt! Dabei macht ihre Spezies – wie immer - alles kaputt!

Der Cheffe meint dazu leider nur beschwichtigend, dass das irgendwann von alleine vorbeigeht und wir uns ja nicht einmischen dürfen. Er sagt, spätestens dann, wenn HOMO SAPIENS alle anderen Lebensformen auf der Welt ausgerottet haben wird, wird er sich am Ende selbst auffressen und dann sei Ruhe im Busch!

Wie die Dummköpfe damals auf der Oster-
insel[12]– die völlig hirnlos mit allen Ressourcen
umgingen und sich am Ende genötigt sahen,
sich gegenseitig zu fressen. Damals hatten wir
wenigsten wieder für eine Zeit lang etwas
Ruhe, was uns ganz gut gefallen hat...

Immerhin scheinen SIE ja etwas schlauer
zu sein, als die anderen. SIE sind neugierig.

66

Gut so!

Das beweist, dass es nicht ganz so hoff-
nungslos um Ihre Spezies zu stehen scheint...

---

[12] Die polynesische Insel Rapa Nui wurde vor allem durch
den in 1994 von Kevin Costner gleichnamig produzierten Hol-
lywood-Film berühmt worin der mögliche Niedergang der da-
maligen Inselkultur farbenprächtig aufgezeigt wird.

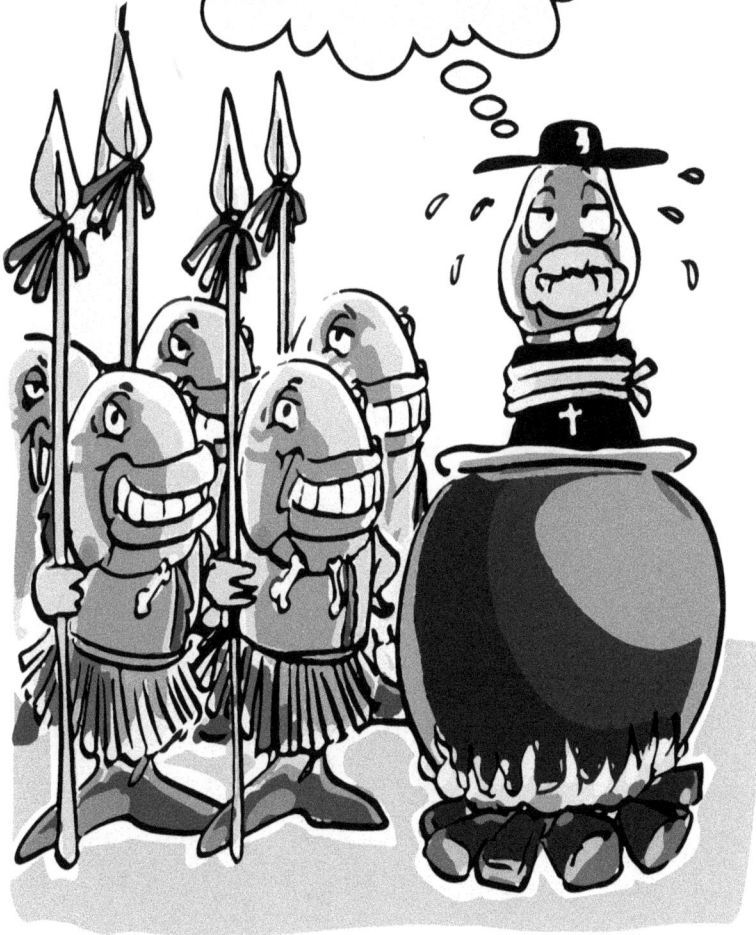

68

KAPITEL II: OPUS

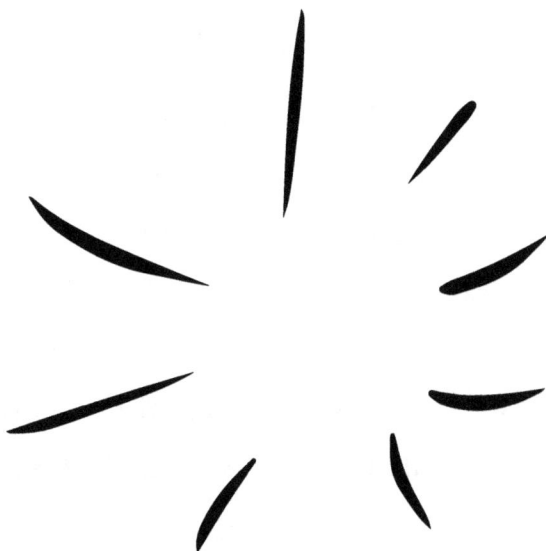

»Der Ursprung aller Dinge ist klein«

(Marcus Tullius Cicero)

Vergessen Sie jetzt einmal für einen Moment alles, was Sie über die Entstehung des Universums gelernt haben!

Der Cheffe hat uns nämlich erzählt, dass unser aller Existenz eigentlich ein doofer Unfall war. Die Wahrheit ist meistens sehr simpel. In unserem – und Ihrem Fall – lautet sie folgendermaßen: der Cheffe hat da so einen Glaskasten im Hobbykeller herumstehen, ein großes Terrarium. Da ist alles drinnen, was man sich als Existenz vorstellt. Punkt.

Also so rein GAR NICHTS spektakuläres.

Enttäuscht?

Ist ja auch so eine Frechheit, aber auch: KEIN riesengroßes Symphonie-Orchester[13]

---

[13] Vor allem in Hollywood hat sich der Irrglaube festgesetzt, die himmlischen Fanfaren klängen irgendwie nach der

mit donnerndem Carl Orff-Getöse und Holly-wood-Streichern. Nö.

Da ist nix. Nada.

Keine himmlischen Choräle. Alles viel, viel simpler: unser grenzenloses Universum ist ein Terrarium in einem dunklen Kellerraum mit ein paar ausrangierten Kameraleuchten Drumherum. Das ist alles...

---

grünen Insel, also Irland. Das mag zwar eine nette Idee sein - ist aber vermutlich die Folge der Einflussnahme von irischen Einwanderern in die USA. Diese haben sich schon in den Anfängen der jungen Nation die Funktion der Polizei unter den Nagel gerissen und stellen seither die größte ethnische Gruppe in der US-Polizei. Das Blöde dabei ist, dass auf diese Weise durch den Umweg der US-Filmindustrie -weltweit- ein Bild vermittelt wurde, in welchem Gott ein Ire ist! Nicht Irre, nein! Ein Ire! Oder zumindest ein Angelsachse! Und das logischerweise das Paradies durchdrungen von irischen Harfenklängen sein müsse! Daher erklingen bei jeder an rührigen Szene mit Pathos, Sie erraten es: irische Harfenklänge! Als ob die nerv tötende Dudelei die passende Hintergrundmusik für das Paradies sei. Frechheit! Da sind doch die göttlichen Kompositionen eines Johann Sebastian Bach oder Wolfgang Amadeus Mozart unendlich geeigneter und angemessener! Aber Sie kennen ja den Trick mit dem rosa Elefanten...

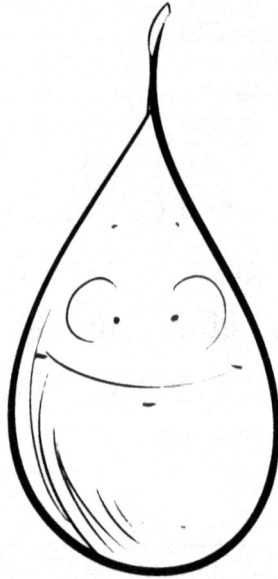

72

URTROPFEN

»Leben ist eine Störung nach der ande-
ren. Leben ist Unsicherheit«

(Unbekannt)

D ie Geschichte verlief angeblich so: irgendwann hatte es Cheffe satt mit der Doggen-Zucht und fing mit der Spiralgalaxienmalerei an. Nachdem auch hier bald Langeweile aufkam, machte er sich auf die Suche nach einer neuen Beschäftigung.

Ein Artikel in der Sonntagszeitung sprang ihm geradezu ins Auge, der seine Neugierde weckte. Die Zeitung bestand aus alberner, als Zeitungsartikel getarnter Werbung – war dafür aber gratis und pünktlich auf die Minute im Briefkasten. Normalerweise bequemte er sich nicht einmal dazu, einen Blick auf oder in sie zu werfen, sondern warf sie gleich in die Tonne.

Auf einem grobgerasterten Foto grinste eine lächelnde, ältere Dame mit weißem Haar den Betrachter an. Stolz hielt sie einen überdimensionierten, ebenfalls grinsenden Krebs in die Kamera. Über dem Foto stand in großen Lettern »Hundefrisörin im Ruhestand Unternehmerin des Jahres«.

Der Cheffe war nun neugierig geworden, was es mit dem Krebs auf sich hatte. »Rentnerin Renate Kannengießer hat mit ihrer Kleinkrebsfarm einen Volltreffer gelandet denn ihre Krebse verkaufen sich prima als Hundefutter«

Im Artikel stand dann, dass Frau Kannengießer innerhalb eines Jahres mit ihrem Mini-Betrieb -den sie in der Waschküche gründete- von einem Aquarium auf inzwischen zigtausenden Aquarien in tausenden Filialen mit zigtausenden Beschäftigten angewachsen war!

Ihr derzeit geschätztes Vermögen lasse sich nicht erfassen, so reich wäre sie inzwischen schon geworden.

Das sei, so Renate Kannengießer »nur der Anfang«. Denn, »...der Rummel gefällt mir! Ich mach jetzt mal weiter« »Donnerwetter«, dachte sich Cheffe, »DAS will ich aber auch« Cheffe war keineswegs am Geld interessiert, sondern wurde schlichtweg vom sportlichen Ehrgeiz gepackt: er wollte diese Hundefrisörin übertreffen! Er dachte angestrengt nach und begann schließlich, zufrieden zu grinsen. Im Hobbykeller, das wusste er, stand ja noch so ein altes Ding, ein Aquarium, das er vor langer Zeit dort abgestellt hatte.

75

Darin hatte er einige Zeit lang eine hässliche Riesenschlange[14] gehalten, die er einem mittellosen nordischen Hochstapler, einem selbsternannten einäugigen Gott[15] mit Augenklappe und Texaner-Hut - beim Pokern als

---

[14] Die Midgardschlange aus der germanischen Mythologie: eine weltumspannende Seeschlange, die im Ur-Ozean lebt.

[15] Odin, der Götterchef im nordischen Götterolymp

Faustpfand abgenommen hatte. Der göttliche Bankrotteur aus dem rauen Norden ließ sich danach nie wieder blicken und Cheffe blieb nichts anderes übrig, als die scheußliche Schlange zu behalten. Diese war giftgrün und hatte ein unharmonisches, psychedelisches Muster mit roten und gelben Dreiecken, ganz so, als ob sie im Kindergarten gestaltet worden war.

Cheffe bekam bei ihrem Anblick leichte Migräne, wusste aber nicht so ganz, was er mit ihr machen sollte. Essen kam nicht in Frage – er mochte kein Schlangenfleisch -und im Wohnzimmer wollte er sie auf keinen Fall herumkriechen lassen.

Ein Klempner, der die Riesenspülmaschine von Cheffe reparierte (das, was infantile HOMO SAPIENS-Wissenschaftler als Schwarzes Loch-Phänomen ausgemacht zu haben glauben), riet dem Cheffe noch während des Gehens, sich doch ein Terrarium zuzulegen, weil sonst, erklärte er, die Dinger die Angewohnheit hätten, einem ununterbrochen in die Wohnung zu pinkeln. Also deponierte der Cheffe die Riesenschlange in einem Glaskasten und schaute sie ausgiebig an.

Schlangen haben die Eigenschaft, dem potentiellen Opfer, das sie verdauen wollen, ziemlich direkt und lange in die Augen zu starren. Natürlich, um sie zu hypnotisieren. Das funktionierte ja in aller Regel, aber war beim Cheffe völlig zwecklos. Aber das wusste ja die doofe Riesenschlange nicht.

Cheffe, der das irgendwie amüsant fand, ging auf das Duell ein und starrte die folgenden 14.000 Jahre die vor ihm im Glaskasten liegende, zurückstarrende Riesenschlange an. Beide starrten sich also an und keiner gab nach. Der Cheffe auf der einen Seite und die Schlange auf der anderen Seite. Nur getrennt von einer dicken Glasscheibe. Ganz schön langweilig, aber der Cheffe fand es lustig.

78

Und dann, als der Cheffe wieder einmal dringend zum Pinkeln raus musste -wirklich nur einen klitzekleinen Moment lang– versuchte das verdammte Biest zu entkommen! Wahrscheinlich hatte es genug von diesem unwilligen Opfer. Nach einer halben Ewigkeit bewegungslosen Starrens -entschloss sich die fette Schlange von einem Moment in den nächsten, quicklebendig zu werden und sich auf die Flucht zu machen.

Wie der britische Geheimagent, der die ganze Zeit über nur so tut, als ob er schläft, um im nächsten Moment aufzuspringen und den Zugangscode zur Fluchttüre zu knacken um dann wie ein Kung Fu-Star sämtliche Wachen niederzustrecken, um letztlich wie ein Weltmeister im Stabhochsprung die 10 Meter hohe Mauer zu überwinden!

Auf Deutsch: die Riesenschlange quetschte sich doch TATSÄCHLICH mit ihrem dicken Hintern durch eine winzig kleine Ritze –die kaum jemandem aufgefallen wäre- aus dem Glaskasten heraus und weg war sie im Keller. Man stelle sich vor, das dicke Michelin-Männchen steige in Ihre enge Duschkabine, um eine Dusche zu nehmen...

Erst einmal frei, floh das Monstrum ziemlich schnell durch eines der gekippten Kellerfenster (so eine Riesenschlange stinkt entsetzlich) nach draußen in den Garten, wo

es in kürzester Zeit sein teuflisches Werk ver-
richtete: die Schlange fraß sogleich alle
Hunde und Katzen der ganzen Umgebung!

All die vielen ahnungslosen Vierbeiner:
Kläffer und Schoßhündchen, hysterische Jack-
Russel-Terrier, irre bellende Malteser, Massen
von leise herumschleichenden Rassekatzen
und etliche zahnlose, untalentiert singende
Kater Karlos!

ALLEN ging es an den Kragen.

Gnadenlos wurden sie nach und nach von
der Riesenschlange geschnappt und wie Tor-
tellinos runtergeschluckt!

Schnapp!

Schnapp-Schnapp!

SCHNAPP!!

Der Ärger mit den Nachbarn war gigantisch... und machte den Cheffe fast krank vor Wut (eine pensionierte Hundefrisöse hat ihm fast ein Auge ausgekratzt). Daher stopfte er das Mordsvieh -das angeblich mal eine ganze Welt in Atem gehalten haben soll) mit Bergen von Kartoffelchips und Unmengen an überzuckerten Milchshakes voll- bis sich die Schlange wie ein aufgeblasener Luftballon um ihr mehrfaches Volumen vergrößerte!

Spaß beiseite: sie wurde fettsüchtig und bekam Diabetes mellitus Typ 2, was ihr arg zu schaffen machte. Gäbe es ein Internationales Strafgericht für Cheffes – meinetwegen auch für talentlose Küchenchefs – der Cheffe bekäme für die Sache mit der Schlange Mordsärger! Garantiert.

Während sie also endlich zum Zuge kam und zu einer Gegenaktion ansetzte -einer leichten Kieferbewegung, um das Maul zu öffnen (dieses Mal wollte sie dem Cheffe mit Gift ordentlich die Meinung pusten) -erlag sie einem Herzinfarkt und kippte leblos zur Seite.

Den Cheffe plagten die Gewissenbisse erst, als er den Kadaver vom Veterinär abholen ließ, der diesen an die Tierfutterindustrie, weiterverkaufen sollte (immerhin handelte es sich um eine weltumspannende Schlange – also mit jeder Menge Fleisch auf den Rippen). Der Cheffe ist übrigens -wie in vielem anderem auch- ein überragendes Verhandlungsgenie: er hat doch glatt 10 Prozent mehr ausgehandelt. Aber für den Veterinär...

Das Aquarium war, wie die Schlange, schnell vergessen und staubte nur noch im Keller vor sich hin. Der Cheffe stieg erregt und voller Enthusiasmus in den Keller und fand den Glaskasten unversehrt vor.

Er hatte vor, wie Renate K, ebenfalls eine Krebszucht aufzuziehen und sich nach einem Jahr zum Unternehmer des Jahres küren zu lassen. Wenn nötig, mit Gewalt.

Während er da also angestrengt im Halbdunkeln den Glaskasten gesäubert- und mit Silikonsand gefüllt hat, rauschten unzählige dieser kleinen Eiskometen ununterbrochen an ihm vorbei.

83

Mit diesen Eiskometen verhält es sich in etwa wie mit den dämlichen Essigfliegen in Ihrer Küche, denen Sie zeitenweise, besonders dann, wenn Sie vergessen haben die Melonenreste vom letzten Gartenfest wegzuräumen, ständig hinterher hetzen um sie zu erschlagen. Im Vergleich zu den trotteligen aber recht harmlosen Essigfliegen, haben diese fiesen Eiskometen jedoch die blöde Angewohnheit, einen schaurigen, eiskalten Kometenschweif[16] hinter sich her zu ziehen. Was ganz schön kalt sein kann. Sehr, sehr kalt sein kann.

Nun, im Zuge dieser vorbeischwirrenden kleinen Dreckskometen hat sich der Cheffe eben schlicht und einfach eine Erkältung eingefangen. Was ja nicht besonders schlimm ist weil er, wenn er wollte, ja alle Krankheiten mit einem Wisch wegzaubern könnte – es aber aus Gründen der Selbsterfahrung nicht macht. Wie Yoga, sozusagen. Manche halten den Cheffe, hinter vorgehaltener Hand, für einen verkappten Ökofritzen.

Der obligate Niesanfall war jedenfalls sowas von heftig, dass damit nicht nur das ganze Gefüge ins Wanken geriet, sondern

84

---

[16] Sie kennen das ja aus eigener Erfahrung: es ist windig, kalt - ein Fenster wird aufgemacht und Ruck-Zuck hat man einen Zug abbekommen.

auch eine riesige Schleimfontäne[17] in Gang gesetzt wurde, die im Terrarium landete. Um es kurz zu fassen: es entstand Leben.

SIE bezeichnen das – typisch Homo gleich ganz hysterisch als Universum. Auf die Gefahr hin als Erbsenzähler zu gelten: Es heißt korrekterweise Terrarium. Von Terra, also Erde und ein eine Brise Sonnenlicht, sprich Solarium. Alles klar?

Manche sagen aber auch einfach nur Glaskasten, dazu. Ganz wie Sie mögen.

85

Ah ja, wegen des Lichts: Das sind alles keine Sonnen im All, wie Sie vermuten - sondern die simplen Glühbirnen einer profanen Kellerbeleuchtung – ergänzt mit schrottreifen Filmleuchten, falls Sie das noch nicht gecheckt haben sollten.

---

[17] Tröpfcheninfektion: die beliebteste Methode sich irgendwelche vermaledeiten Viren einzufangen.

Das Licht der Energiesparlampen war dem zu kalt und die Dinger sind ihm zu gefährlich: Das Nitroglyzerin der Birnen könnte ja alles in die Luft sprengen.

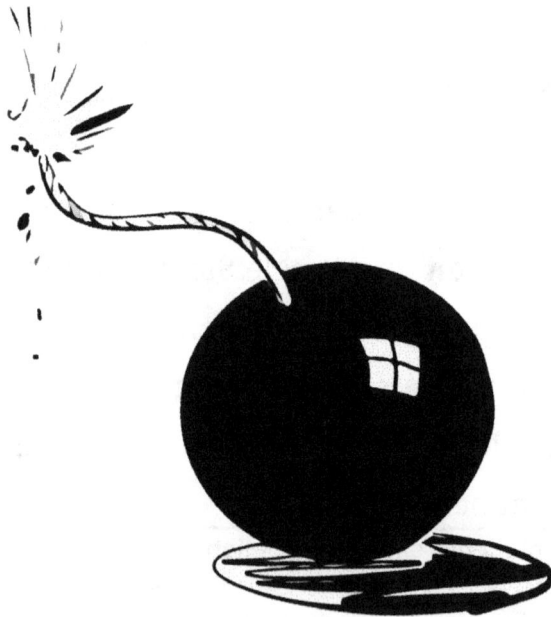

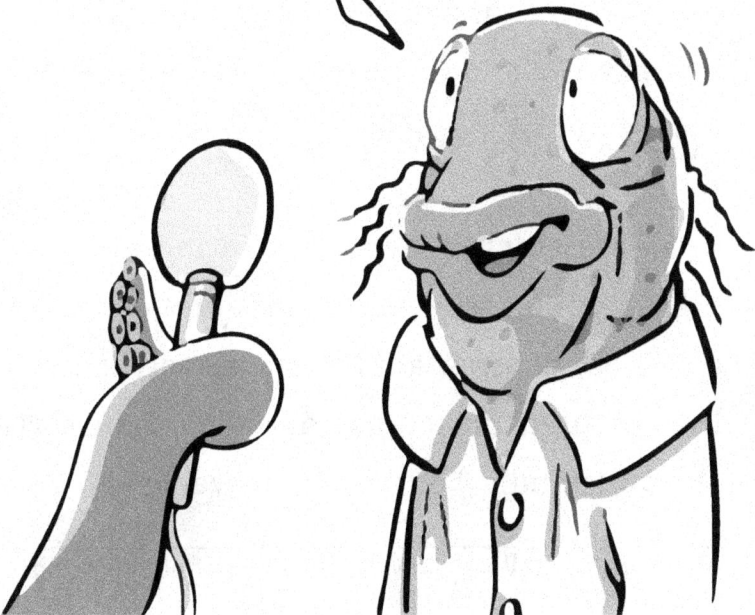

87

SCHLAMASSEL

Sie kennen die Geschichte in unterschiedlichen Versionen u. a. von Ihrem Artgenossen, von Herrn Darwin. Er hat es zwar anders verpackt – aber von der Essenz her ist sie gleich.

Die Geschichte kennt jedes Kind auswendig: einer der Tropfen fiel auf eines der Milliarden Sandkörner am Boden des Terrariums. Der Tropfen umschloss das eine Sandkorn fast vollständig[18] und ließ nur wenige Stellen

---

[18] Eure Vorstellung einer biblischen Sintflut klingt zugegebenermaßen appetitlicher.

aus der Suppe herauslugen. Das ist also das, was Sie ganz kindlich als Ihre Kontinente bezeichnen. Also nichts da mit Kontinentaldrift, vergessen Sie's.

Die Wahrheit ist, Sie leben auf einem gewöhnlichen Sandkorn.

Was Sie oder andere HOMO SAPIENS als »Mutter Erde« oder »GAIA« oder manchmal auch »GE« bezeichnen, nennt man bei uns den »Endlosen Teich«. Ganz einfach und unkompliziert.

89

Das sind Sie gar nicht gewohnt, richtig? Sie sind es nämlich gewöhnt für alles viele 1000 Umschreibungen und Synonyme zu verwenden – nur um nicht wirklich sagen zu müssen, was Sache ist. Da wirkt eine direkte, unverblümte Ansprache befremdlich. Ja geradezu vulgär.

Ein Beispiel: Das österreichische „A GEE". Ahnen Sie es schon? Ja klar, hier geht's um GAIA. „GE" ist nur ein anderer Name für GAIA. Die Alpenländler haben einen bewundernswerten Hang zur geradlinigen, unmissverständlicher Artikulation, was Sie bestimmt während Ihrer Österreichaufenthalte erleben konnten.

90

Das mag zum Teil am keltischen Erbe liegen, zum Teil am korrumpierenden Tourismus oder auch an den deutschen Touristen. Wenn Sie also das nächste Mal das berühmte „A GEE" vernehmen - dürfen Sie von einem „gewinn endlich Land" oder „Verschwinde" ausgehen.

Nicht einmal im angelsächsischen kann man es so deutlich in so kurzer Form auf den Punkt bringen (eine Steigerung wäre noch ein einsilbiger, Grunz-Laut des Missfallens– was aber je nach Alpenregion anders interpretiert werden kann und von daher – aus Gründen der Sicherheit -nicht weiter zu empfehlen ist).

Daher sind Phoneme, die kleinsten Kommunikationsbröckchen – sprich Lautsilben - in der homo-Sprache die effektivste Form der Verständigung: Das unwillkürliche Gestöhne während der Kopulation oder das „AUA" nach einem erhaltenen Tritt gegen das Schienbein versteht jeder. Kurz und bündig. Zack!

91

Kein Wunder also, dass die Fernostasiaten den anderen so überlegen sind und daher schon viel früher tolle Hi-Fi-Geräte und Autos mit Sonderausstattung als Serienausstattung ohne Aufpreis bauen konnten. Ja genau, nehmen Sie sich daher ruhig die sanft gehauchte Kommunikation zum Vorbild. Ihr Umfeld wird es Ihnen danken.

Also egal, was alle Kirchengurus Ihnen ständig verkaufen wollen - wir alle, wirklich alle, stammen von einer einzigen gemeinsamen Quelle ab: der Nase von Cheffe!

Oder ganz ordentlich ausgedrückt: der Nasenschleimhaut vom Cheffe . Wenn Sie von daher wieder einmal als Schleimer[19] bezeichnet werden sollten, entspricht das der Wahrheit, verstehen Sie?

92

---

[19] Bei uns gibt es daher jede Menge Schleimfisch-Arten, bei Ihnen die sogenannten Schleimer.

Wenn es Sie trösten sollte: WIR ALLE sind auf die eine oder andere Art SCHLEIMER! Ausnahmslos.

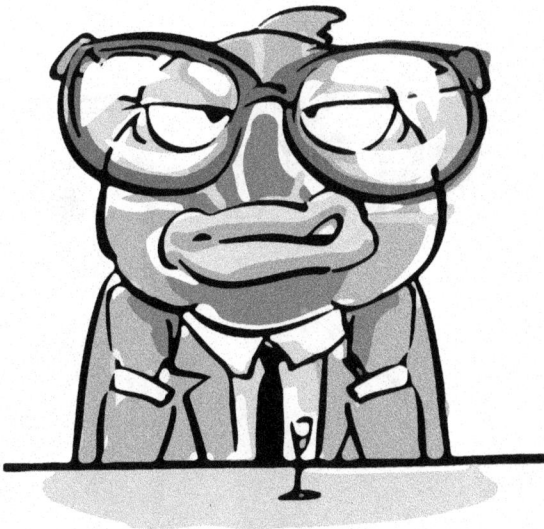

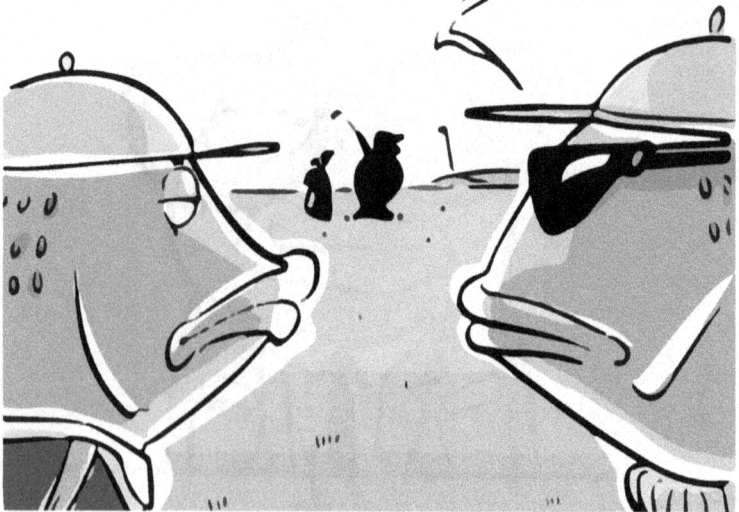

AUSSCHUSS

Es fällt uns Wasserbewohnern schwer, zuzugeben, dass Ihre Spezies mit uns verwandt ist. Aber zum Glück nur ganz weit entfernt. Wie das?

Nur ganz weit entfernt?

Nun, die Vorform von HOMO SAPIENS hat noch eine Weile unter uns gelebt, bis sie irgendwann total ausgerastet ist. Dann war's aus mit der Maus.

Ihre Art war am Ende so nervtötend, dass sie unerträglich wurde (Sie kennen das bestimmt noch aus alten WG-Zeiten).

Natürlich mussten wir HOMO SAPIENS aus dem Wasser werfen[20], sonst wäre das für uns gewaltig ins Auge gegangen. Aber diese Spezies war immer schon zäh wie Leder und konnte – wenn auch mehr schlecht denn recht – die ganze Zeit irgendwie doch überleben. Auch wenn die Quoten schlecht standen...

---

[20] Von Euch als Landgang bezeichnet - quasi als die Fische laufen lernten.

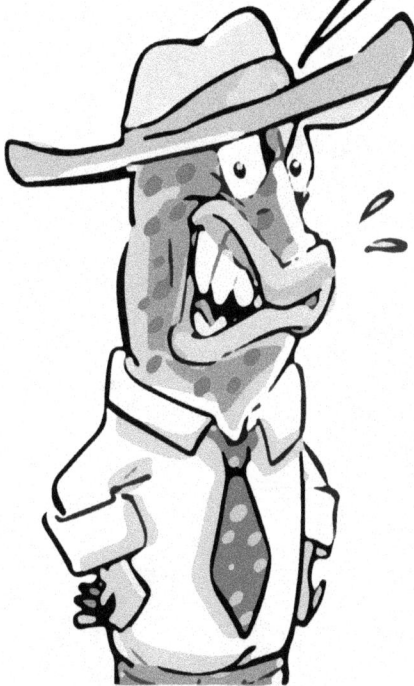

Sie merken schon, die Gewohnheit, aus der Reihe zu tanzen und andere zu ärgern, ist ein ganz spezielles Thema ihrer Gattung!

97

KAPITEL III: TRUPPE

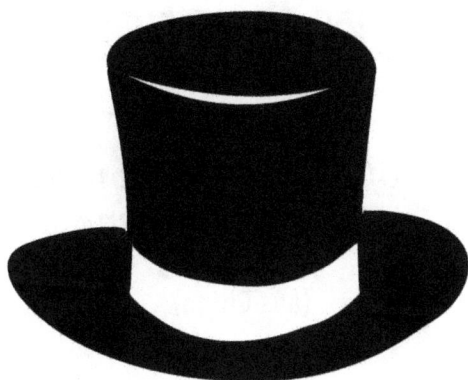

Nachdem Sie nun das Celler Loch in Ihrer Bildungslücke gestopft haben – sind Sie endlich soweit, die wichtigsten Mitglieder Ihrer Verwandten kennenzulernen. In der Reihenfolge Ihres Auftretens und Bedeutung...

DER CHEFFE

*»Große Fische leben nicht
in kleinen Teichen«*

(aus China)

D er allwissende Schöpfer des Großen Ganzen, den man wahlweise als »Vater allen Seins« oder »Maßstab aller Dinge« bezeichnet - wird von uns schlicht Cheffe genannt. Cheffe ist trickreicher als wir alle zusammen und intelligenter als alle Lebensformen zusammengenommen. Die von HOMO SAPIENS entwickelten und himmelhoch gelobten Quantencomputer wären für ihn – bei allem Respekt – nur ein Eieruhr-Ersatz oder dienten als Aschenbecher!

Der enorme Verstand von Cheffe macht sich besonders bei unseren Namen bemerkbar. Niemand weiß genau, wie Cheffe aussieht oder wie alt er ist und woher er stammt.

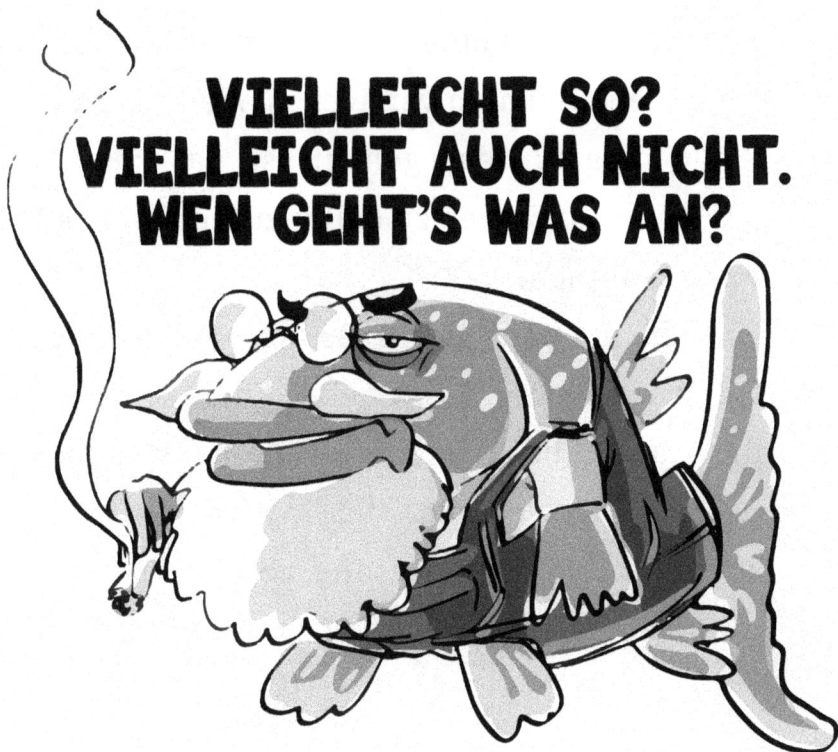

VIELLEICHT SO? VIELLEICHT AUCH NICHT. WEN GEHT'S WAS AN?

Einige behaupten ja immer noch felsenfest, Cheffe wäre schon immer dagewesen und hätte sich die ganze Zeit nur im Dunkeln versteckt. Um, so wird gemunkelt, ahnungslos vorbeischlendernden Propheten vor die Nase zu springen und sie zu Tode zu erschrecken.

Kein Wunder, dass dann gleich alle Hals über Kopf davonlaufen und in der Wüste landen. Oder sich in eine Höhle verkriechen oder sich in einem Baum verstecken oder auf eine Säule steigen: Allen gemein ist, dass sie irgendwann anfangen zu halluzinieren und herumzuspinnen.

Aber niemand weiß es mit Sicherheit. Dafür weiß jeder, dass Cheffe keine 10 Sekunden den Mund halten kann. Immerzu plappert er oder versucht sich in Karaoke (was ständig als Walfischgesang von HOMO SAPIENS missverstanden und falschinterpretiert wird).

Wir können ihn zwar nicht sehen, aber dafür umso besser hören: das Wasser leitet seine Stimme in jeden noch so entlegenen Winkel des Endlosen Teichs. Und wehe, wenn er gerade schlecht gelaunt sein sollte: dann wird er so laut, dass es richtig wehtut[21]!

Aber zum Glück geben wir ihm kaum Anlass dazu, denn wir sind in jeder Hinsicht sehr loyal. Über HOMO SAPIENS befragt, meint er nur, dass er sich immer noch gelegentlich darüber ärgert, die Reagenzgläser damals übersehen zu haben.

Auf Rita, seine Putzfrau - ist er besonders wütend: sie ist schuld an der Existenz von HOMO SAPIENS!

Ja, Sie haben richtig gelesen: Sie verdanken Ihr ganzes Dasein einer gewöhnlichen Putz-

---

[21] Seebeben und Tsunamis

frau[22]. Keinem strumpfhosentragenden Hollywood-Gott wie diesem nordischen Thor und anderen Strumpfhosen-Clowns aus der Superhelden-Kollektion eines Stan Lee aus diesem auf strumpfhosentragende Muskelmänner spezialisierten Comic-Verlags in New York City.

Und mitnichten einem Erich von Däniken-Alien im pompösen-CGI-Raumschiff eines Roland Emmerich-, der wie in Arthur C. Clarkes Odyssee im Weltraum kurz mal ein paar supercoole iPads anstelle der kohlrabenschwarzen Monolithen in den Boden gerammt hat und auf Nimmerwiedersehen abgezischt ist. Nein. Nur einer ganz kleinen, ganz gewöhnlichen Putzfrau. Hammer, oder?

---

[22] Aus welchem Grund, glauben Sie, spielen Putzfrauen stets eine so herausragende Rolle in der modernen Kunst und Literatur? Nur darum, weil sie für die größten Katastrophen verantwortlich sind: Denken Sie an „entsorgte" Notizen und „weggeputzte" Kunst.

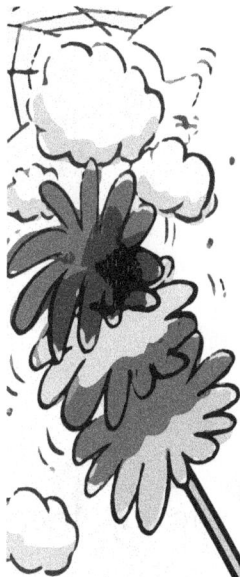

HAA–AALT!!! Nicht meine Spinnen!! Sie Bringen Die BIODIVERSITÄT Dieses Raumes aus Dem Gleichgewicht, sie Trampel!!!

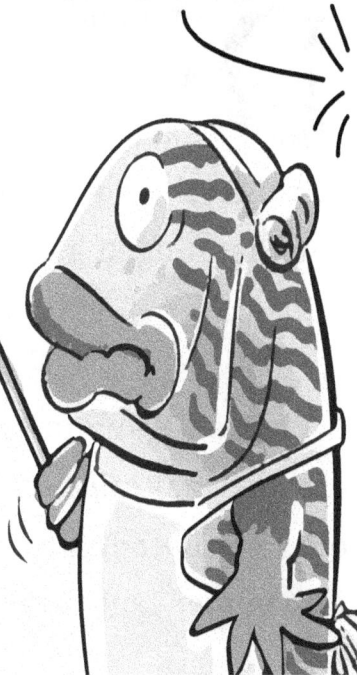

105

RITA

Der Cheffe hatte mal wieder einen Auswärtsjob zu erledigen. Er sollte nach Katzenberg und alle Einwohner einsacken. Katzenberg war eine der kleinen Siedlungen ganz in der Nähe und hatte seinen Namen von den vielen freilaufenden Wildkatzen.

Cheffe sprang immer wieder für Kollegen ein, die mal kurz einkaufen gehen mussten oder ein Date hatten. Er ließ sich dann zwar erst immer lautstark über deren Dreistigkeit und Impertinenz aus - genoss dann aber insgeheim diese Jobs, weil er so nicht vor der Glotze endete. Es war auch alles andere als langweilig und bot ihm eine willkommene Abwechslung.

Meistens musste er Schulden eintreiben und durfte sich dabei richtig grob und brutal benehmen, was er ja sonst nicht so oft machte. Die meisten rannten daher auch sofort davon, wenn Sie ihn kommen sahen. Denn sie wussten, was sie erwartete.

Er ließ ihnen immer ein paar Sekunden Vorsprung, bevor er anfing unter seinem sadistischen Gelächter - absichtlich langsam hinter ihnen her zu humpeln. Oft tat er so, als ob er den Fuß verknackst hätte um den Weblaufenden etwas Hoffnung auf eine erfolgreiche Flucht zu erlauben.

Cheffe liebte die Hasenjagd und er hatte seine eigene Taktik: Immer wenn sich seine

Beute in Sicherheit wägte gab Cheffe dann richtig Zunder und holte sich einen nach dem anderen. Unaufhaltsam wurden sie dann von ihm wie davonlaufende Hühner gejagt und schließlich eingefangen. Das war ein Heidenspaß, wenn er sie dann wie Welpen am Kragen krallte und-in die Manteltasche, Tüte oder Dose stopfte. Je nach dem, für wen er gerade einsprang und wessen Ausrüstung er dabei hatte.

In der Siedlung gab es acht Häuser und der Cheffe sollte 25 Abholungen erledigen, die ganze Population. Er kannte die Prozedur schon wie im Schlaf: an die Tür hämmern, die Leute der Reihe nach einsacken und verschwinden. Einer nach dem Anderen landete in Cheffes Manteltasche.

Als er glaubte, fertig zu sein, entnahm er aus der Innentasche seine Liste und überflog sie rasch. Fast alle aus der Siedlung hatte er in die Tasche gesteckt. Eine Abholung fehlte aber noch. Er kniff die Augen zusammen und blickte sich suchend umher. Dann entdeckte er das Haus. Es lag an einem Hang dicht an angrenzenden Tannen. Die Lichter im Haus brannten, also war jemand da.

Cheffe zerknüllte den Zettel und warf ihn hastig in den Mund. Er kaute schmatzend einige Male, schluckte und rülpste laut. Dann setzte er sich grunzend in Bewegung und stampfte zum Haus.

Die Erde um ihn herum erbebte bei jedem Schritt und ihm gefiel die Vorstellung, dass Zeugen ihn ihm nicht die gewohnte, Kuhjungenhut- und Augenklappe-tragende Vertretung aus dem eisigen Norden sehen würden. Nein, ER – der Cheffe – war anders: Er war phänomenal! Er wollte auch schon immer einmal in einem Ridley Scott-Film als Monster mitmachen aber dieser unterbelichtete englische Filmemacher, Ridley Scott, traute sich offensichtlich nicht beim Cheffe anzurufen.

Sei's drum: Das hier war auch ganz unterhaltsam, sah man von der Provinzialität und dem fehlenden Publikum gnädig hinweg.

Alle Häuser in dieser Siedlung waren aus Holz gebaut und hatten hohe, spitze Satteldächer, die mit Schindeln bedeckt waren. So etwas kennt man eigentlich sonst nur aus Märchen und Sagen – aber das hier war ja dabei eine zu werden, also war alles stimmig. Die Schindeldächer klatschten geräuschvoll und rhythmisch im Takt der Schritte mit. Ein lustiges Bild, wäre da sonst nicht das unheilverkündende Getöse von Cheffes Schritten.

Am Eingang begann Cheffe dann mit seinem Ritual, welches er sich vorher mit Bedacht überlegt hatte: Er donnerte heftig und laut mit beiden Fäusten gegen die Holztür, sodass sie unter seinem Gehämmere bebte und drohte aus den Angeln zu fliegen. Das Donnerwetter blieb natürlich nicht lange unbeachtet: Schritte eilten zur Türe. Und man hörte jemanden fluchen...

Cheffe freute sich schon darauf, seine Horror-Show abziehen zu dürfen, die er vor seiner Ankunft vor dem Spiegel eingeübt hatte. In seinem Horror-Potpourri hatte er nichts ausgelassen – selbst Adolf Hitlers geballtes Fäuste schwingen mit irrem Blick hatte er eingearbeitet. Ein wirklich gruseliger Auftritt, was Cheffe sehr freute – wollte er doch nicht immer nur das langweilige Image des gutmütigen Vorgesetzten tragen. Er holte also besonders viel Luft, sog sie mit einer Urgewalt ein - um zum letzten Schrei des Tages anzusetzen.

111

Plötzlich wurde die Tür aufgerissen und im Türrahmen erschien der Schattenriss einer leicht untersetzten, kräftigen Frau.

Just in diesem Moment biss sich jedoch Fritz Kuttelwascher, der sich über ein Loch in der Manteltasche von Cheffe durch- und in Richtung Unterwäsche vorgearbeitet hatte - mit aller Kraft in den rechten Hoden jenes welchen, dass dieser schockiert zur Salzsäule erstarrte.

Jene Homos unter Ihnen, verehrte Leser, die sich einmal in ihrem Leben den Hoden im Reißverschluss eingeklemmt haben – verstehen jetzt genau, was gemeint ist. Alle anderen können sich vorstellen, wie es ist, wenn ein Automobil langsam über die Zehen rollt.

Fritzes Prothese nun, war ein Mordsding. Da die Natur ihn mit einer bescheidenen Statur bedacht hatte, legte er besonders großen Wert auf besonders großen Goldschmuck.

Das lag daran, dass Fritzes Zahnarzt diesem seinerzeit eröffnete, er bekäme nun leider jetzt auch noch den allerletzten Zahn gezogen und er hätte ab sofort keinen Halt mehr, Fritzes Brücken irgendwo zu befestigen. Daher riet er ihm zu einer Vollprothese, was die Sache für alle Beteiligten wesentlich vereinfachen würde. Fritz war Realist. Also fackelte er nicht lange herum und bestellte sich auf der Stelle ein künstliches Gebiss aus massivem Gold.

Seine Prothese ließ er im Stil eines von ihm vergötterten James Bond-Bösewichts – des Beißers21 anfertigen – einer Mischung aus Haifischzähnen und Kneifzange. Damit »er sich besser in der Welt durchbeißen« konnte, wie er kichernd feixte.

In diesem beklemmenden Moment also -
stand Cheffe mit schmerzverzerrtem Gesicht
und schielendem Blick – einen lautlosen
Schrei austossenden – inmitten des Lichtke-
gels vor der aufgerissenen Tür vor. Er kam
sich vor, wie einer dieser verklemmten Stars
in Spe bei Dieter Bohlen, dem gerade ein
80kg-Scheinwerfer auf die Zehen gefallen ist.
Er war weder in der Lage, einen Ton von sich
zu geben noch sich zu bewegen.

114

Die Frau im Türrahmen war die Einzige der
25 Seelen-Siedlung, die noch nicht eingesackt
war und was sie nicht wusste. Denn hätte sie
es gewusst, wäre sie bestimmt kreischend da-
vongelaufen. Sie dachte angestrengt darüber
nach, ob sie diesen offensichtlich spastischen
Landstreicher, auf dessen Gesicht gerade eu-
rythmische Wellen wie auf einer Massage-
liege hin- und herliefen, nicht besser von der
Tür jagen sollte.

Stattdessen gab sie sich einen Ruck, besann sich ihrer gutmütigen Natur und fragte ihn geradeheraus - aber nicht unhöflich, ob er Hunger habe. Weil sie nämlich gerade Kekse im Ofen habe.

Cheffe stand ziemlich blass und mit herunterhängendem Unterkiefer da. Er sah tatsächlich etwas erbärmlich aus in diesem Zustand. Aus dem Mundwinkel rann ein klarer Speichelfaden und er bekam eine entsetzlich hässliche Schnappatmung.

Schon lange hatte er nicht mehr dieses erbärmliche Gefühl einer aufsteigenden Panik erlebt, was ihn jetzt zusätzlich verunsicherte und noch bemitleidenswerter aussehen ließ.

Dann wurde er plötzlich an beiden Ellenbogen von der Frau gepackt und wie ein Demenzkranker beherzt in die Wohnung geschoben. Zielstrebig dirigierte sie ihn an

einen bereits für Kaffee und Kuchen gedeck-
ten Tisch und platzierte ihn auf einen beque-
men Stuhl wobei er beim Sitzen einige der
eingesackten, Katzenberger Sünder versehentlich mit dem Hinterteil in ein Koma
quetschte.

Dann huschte sie wie ein Wirbelwind zwischen Küche und Wohnzimmer hin und her
und schwärmte dabei ununterbrochen von
einer Schlagersängerin namens Helene Fisch-
inger und dem schönen Wetter, das sich endlich nach langer Zeit wieder in Katzenberg
blicken ließ.

Cheffe hatte den Vorfall eben in der Hose
samt dem im Koma liegenden Fritz Kuttelwascher erfolgreich verdrängt. Er– beobachtete
nun neugierig die Frau. Sie servierte zuerst
ihm und dann sich selbst die selbstgebacke-

nen, duftende Schokoladenkekse, die mit Puderzucker bestreut waren und auf geblümten Desserttellern gereicht wurden.

Zu guter Letzt setzte sich auch die Frau an den Tisch. Artig goss sie dem Gast und dann sich selbst heißen Kaffee in die geblümelten Kaffeetassen ein und füllte sie mit aufgeschäumter Milch auf. Lächelnd nahm sie sich einen Keks und schob ihn langsam in den Mund. Cheffe hatte bis dahin alles mit großen Augen sprachlos angesehen.

117

Er nahm sich nun auch einen Keks, betrachtete diesen kritisch von allen Seiten und schnippte ihn schließlich wie einen Casino-Chip vor sich in die Luft – von wo dieser wild rotierend in den offenen Mund von Cheffe plumpste.

Die beiden kauten langsam und andächtig, wobei sie sich nicht aus den Augen ließen. Dann begann Cheffe zu lächeln. Die Frau lächelte ebenfalls und kaute schmatzend unbeirrt weiter.

Nach und nach grinsten sich nun beide an, während sie ihre Kekse aßen. Außenstehende hätten bei diesem harmonischen Anblick leicht angenommen, hier säße ein eingespieltes Ehepaar beim gemeinsamen Kaffeekränzchen.

»Öhre Koksö«, schmatzte Cheffe, »schmockn öcht vorzöglich«

»Danke«, sagte die Frau. »Mir schmecken sie auch«

»Ich will Sie haben«, sagte Cheffe mit einem großen Grinsen. »Für immer«

Die Frau fing an zu kichern und antwortete »wird das jetzt ein Antrag?«

»Die Kekse« antwortete Cheffe ernst. »Ich will sie essen können, wann immer ich möchte«

»Ah so«, antwortete die Frau mit etwas ernsterem Gesichtsausruck.

»Im Ernst. Wollen Sie für mich arbeiten«, stieß Cheffe mit vorgerecktem Kinn hervor.

»Ich bin ein anständiges Mädchen«, schmetterte die Frau ihm ungehalten entgegen.

119

»Aber so meinte ich das nicht«, druckste Cheffe verstört.

»Wie denn sonst«, bellte die Frau ihn zornig an.

»Ich will Ihnen das erklären. Sagen Sie bitte, wie heißen Sie eigentlich«, fragte Cheffe milde und einem Schuljungengesicht das die Frau offensichtlich beruhigte.

»Rita«, antwortete sie etwas entspannter.

»Rita, Sie könnten«, sagte Cheffe sanft zu

Rita, «mir Kekse backen wenn ich Lust auf sie bekomme. Und mir hier und da beim Putzen zur Hand gehen«.

»Ah ja« sagte Rita. »Und warum sollte ich das machen? Ich bin doch kein Sklave«. Sie verschränkte nun beide Arme und stierte ihn mit großen, ernsten Augen an.

»Weil sie keine Familie haben und was erleben wollen«, entgegnete Cheffe amüsiert.

»Stimmt«, erwiderte Rita. »Ich wohne hier alleine. Und in der Siedlung ist nie was los. Es ist sogar stinklangweilig hier. Aber... aber woher wissen Sie das alles«, fragte sie irritiert.

»Ich weiß das alles...«, sagte Cheffe im wissenden Tonfall und beugte sich leicht in ihre Richtung, »weil ich der Chef von allem bin«

»Der Chef «, entgegnete Rita zischend zurück. »Meiner jedenfalls nicht!«.

»Rita. Ich bin...«, sagte Cheffe, »Der Chef

aller Chefs. Der Oberchef, Der Boss der Bosse, wenn Du so willst. Also auch DEIN Boss. Hast du das verstanden?

»So, so, so...«, antworte Rita. »Riecht mir aber stark nach Küche«, bemerkte sie kichernd. Und war sichtlich nicht sehr beeindruckt von dieser kurzen Vorstellung, was Cheffe eindeutig missfiel.

»Ist aber so«, brummte Cheffe, nun das überlegene Lächeln des sich des Sieges gewissen Feldherrn lächelnd und lehnte sich langsam zurück. »Ich kann Dir ewiges Leben schenken, Rita«

»Ah, jetzt sind wir schon Per-Du«, feixte Rita. «Beweise«, sagte Rita gelassen, »Ich will Beweise sehen«.

Cheffe blickte Rita mitleidig an -so wie er eine eben erst zugelaufene Katze anblicken würde- hob den Arm langsam an und drehte dann die Handfläche nach oben ohne den

Blick von ihr abzuwenden. Dann hob er beide Augenbrauen an und wartete.

Rita hob die linke Augenbraue und verzog den Mund wie ein professioneller Pokerspieler und hielt nicht hinterm Berg, was sie davon hielt. »Und«, fragte sie. »Was soll das jetzt geben? Das Wer-hat-den-größeren-Spiel? Typisch Mann!«

Cheffe schaute sie gelassen an und gab immer noch keinen Ton von sich. Dann lächelte er wieder. Aber es war kein nettes, es war ein unheimliches Lächeln.

Aus heiterem Himmel krachte es, gewaltige Blitze zuckten auf und schlugen rund um die Sitzenden in den Dielenboden ein wo das Holz augenblicklich in Flammen aufging. Strömender Regen platze über ihren Köpfen auf den Tisch und fegte alles Porzellan fort.

Augenblicklich waren beide vom strömenden Regen bis auf die Knochen durchweicht.

Rita kreischte unter der eiskalten Dusche wie ein aufgeschrecktes Huhn während Cheffe entspannt sein Vincent Price- Lachen ausstieß (er setzte dieses Lachen gerne ein um noch theatralischer zu wirken). Cheffe genoss ganz offenkundig Ritas Angst.

»IIIIIH«, schrie Rita, »AUFHÖREN! AUF-HÖ-REN!«.

Wie auf einen Schlag hörte der Regen auf und alles verstummte. Cheffe lachte noch immer sein Vincent-Price-Lachen während er nun unheilschwanger fragte. »Na, Rita? Glaubst Du mir jetzt«

Rita zog beim Cheffe ein und backte ihm die nächsten 100.000 Jahre lang Kekse ohne Ende: Haselnusskekse, Schokoladenkekse,

Butterkekse – alle möglichen Kekse. Sie hatte Unmengen von Backrezepte auf Lager, das musste man ihr schon lassen. Um die Langeweile zu vertreiben, fing sie irgendwann an zu putzen. Sie nahm zuerst den Staubwedel, dann ein Wischtuch und fing an, systematisch alles sauberzumachen.

Die Zeit ging übrigens in die Geschichte ein als die Periode der schwierigen Phase. Nicht, dass Cheffe wollte, dass Rita ihm wirklich zur Hand ging und putzte - es ging ihm von Anfang an nur um die Kekse, aber Rita ließ nicht locker, bis er es ihr dann doch noch erlaubte.

Sie putzte überall und Cheffe konnte gerade noch so verhindern, dass sie unser Terrarium auskippte. Dabei sorgte sie gelegentlich für ordentliche Herzsprünge, dann, wenn Sie z. B., versehentlich ganze Planetenpopulationen mit DOMESTOS wegdezimierte.

Cheffe, der das Gemüt eines Pottwals hatte, winkte immer nur ab und sagte »Dann mach ich's eben noch einmal, was soll's...«.

Ritas Kekse eben.

SÜNDENFALL

Rita hatte am entscheidenden Tag, als Cheffe wieder einmal wie üblich das Labor benutzte und verwüstete, einen nicht wiedergutzumachenden Fehler begangen: aus reiner Bequemlichkeit hatte sie die Reste aus den gebrauchten Reagenzgläser statt wie üblich im Abfallkanister für Laborchemikalien zu entsorgen - einfach die Toilette hinuntergespült.

Sie hatte das schon einige Male heimlich gemacht, aber diesmal ging was schief. Was dann nämlich kam, machte Geschichte: Abflussrohr, Kanalisation und weitere undefinierbare Substanzen müssen wohl wie ein riesiger Laborkasten gewirkt haben - denn am Ende dieser Schoße gab es eine chemische Reaktion und – Rubbeldibup - entstand... HOMO SAPIENS!

Die Evolutionsgeschichte besagt

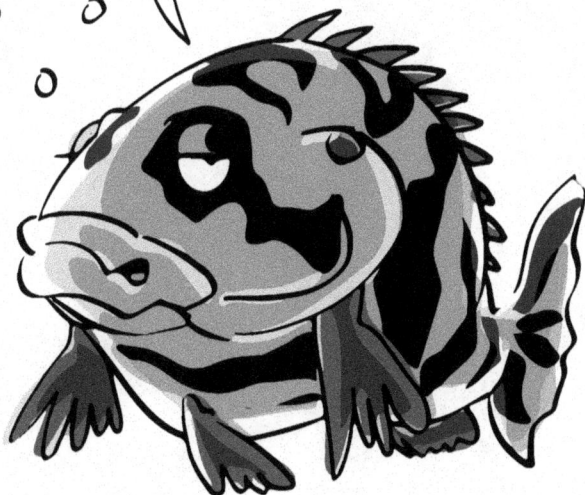

Wo EIN AFFE sich blicken lässt, sind bald ZWEI AFFEN. Und wo ZWEI AFFEN sind, gibt es in kürzester Zeit eine AFFENHORDE, die nichts besseres zu tun hat, als sofort einen EINGETRAGENEN VEREIN zu gründen und der ganze Schlamassel ist VORPROGRAMMIERT!

127

Darum gab's in kürzester Zeit unzählige Vereine dieser neuen Spezies (die Vereinsregister sind am bersten).

»Wie die Heterocephalus glaber«, meinte der Cheffe, »Nacktmulle, die sich in meiner Kanalisation breit machen«...

STRAFE

Der Cheffe verbannte Rita zur Strafe auf die Malediven. Ausgestattet mit einer Reinkarnations-Flatrate mit Namen All-You-Can-Live- darf sie dort bis in alle Ewigkeit als Luxus-Touristin die immer gleichen Höllenqualen durchleiden: jeden Tag die gleiche Sonne, das gleiche Wasser, die gleichen Temperaturen, die gleiche Insel, die gleichen Touristen, der gleiche Strand, der gleiche Sand, der gleiche Steg, die gleiche Hütte, das gleiche Personal, das gleiche Buffet und... ein PLUMPSKLO! Kurz: die Hölle!

Das Und täglich grüßt das Murmeltier-Syndrom[23] Deluxe, sozusagen. Nur, dass Rita viel besser aussieht als Bill Murray, natürlich.

Allerdings macht ihr gerade die Klimaveränderung mit steigendem Wasserpegel und zwangsläufig damit einhergehenden Klimaflüchtlingen einen Strich durch die Rechnung.

Aber das ist Ritas Problem...

130

---

[23] ...wie der Darsteller Bill Murray im 1993er Film „Und täglich grüßt das Murmeltier „muss sie jeden Tag aufs Neue vom gleichen, kalten Buffet essen. Brrr! Kein Zuckerschlecken!

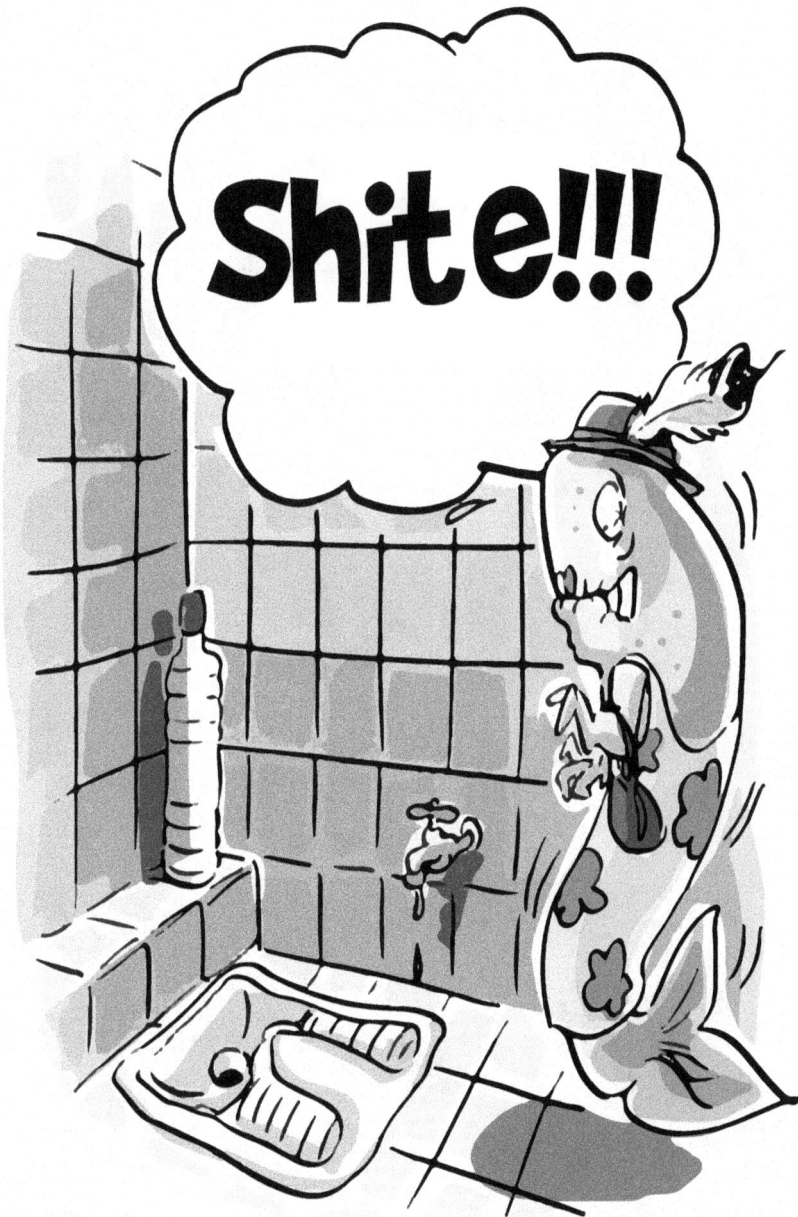

132

KAPITEL IV: AUSWIRKUNG

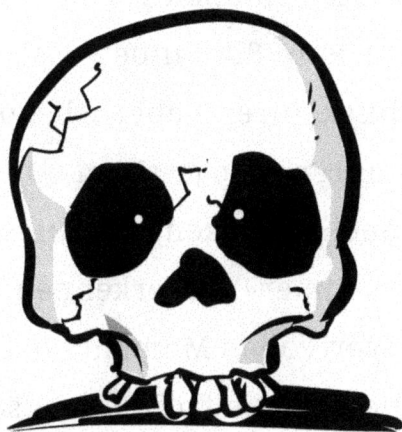

*»Man liebt Ursache und Wirkung
zu verwechseln«*

(Johann Wolfgang von Goethe)

HOMO SAPIENS

Ihre Spezies, werter Leser, wurzelt leider in astreinem Labormüll, also purem Abfall. Sie glauben gar nicht, wie recht Sie haben wenn Sie unbewusst den klarsten Durchblick Ihres Lebens bekommen, wenn Sie in ihren depressiven Momenten ohne groß nachzudenken ausrufen Ihr »Leben wäre im Eimer«. DA erkennen Sie in diesem, einem wertvollen Moment tatsächlich einmal die volle Wahrheit, die Ihnen sonst verwehrt bleibt. Aber leider wissen Sie das nicht zu schätzen.

Und genau deswegen ist Ihre Art auch so schrecklich aggressiv und gefährlich: der tiefsitzende Selbsthass will sich eben auf diese destruktive Weise ständig entladen.

In dieser Kutsche bin ich der Tüftler, der Denker und der Kreative. Warum verdient mein Chef, der Wiederkäuer, das 40-fache von mir? Ich schätze es fehlt ihm an Intelligenz und Geankentiefe sich mit dieser existentiellen Frage auseinanderzusetzen.

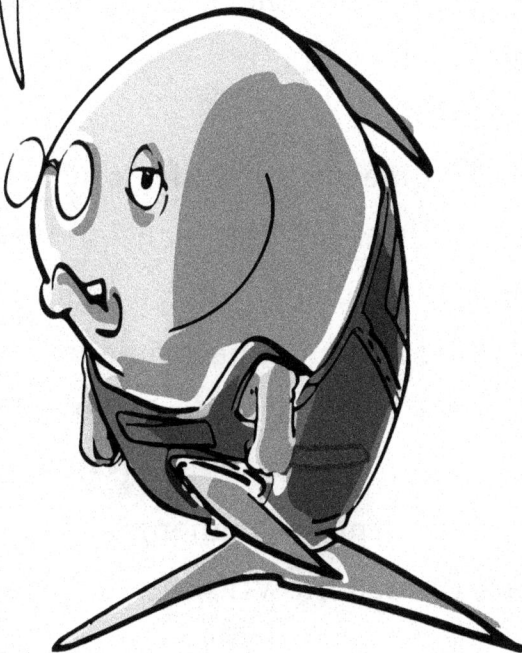

135

Die vollkommene -und vor allem akustisch erträgliche- Zivilisation hingegen findet man hier bei uns im Wasser. Wasser bedeutet nun einmal Leben, ganz einfach. Alles Wichtige spielt sich nur hier unten bei uns ab.

Dementsprechend haben wir auch die klügsten und bewundernswertesten Geschöpfe unter uns (...denken Sie nur einmal an die Tiefseebewohner), um die uns jede Landratte beneidet.

Wir bekommen regelmäßig Besuch von Regierungsangestellten der ganzen Welt, die sich von uns Problemlösungen erhoffen. Die die freiwillig kommen, besuchen uns in Taucheranzügen oder in Mini-U-Booten aus James Cameron-U-Boot-Verleih (seit er die PR-Nummer mit dem Mariannengraben abgezogen hat – rennen die VIPs ihm die Türe ein!

Man munkelt, er wolle mit Richard Branson für Milliardäre Kaffefahrten zum Mond organisieren).

Die Unfreiwilligen besuchen uns meisten in klobigen, italienischen Zementschuhen und bleiben für immer: Die rühren sich nicht mehr vom Fleck. Das sollte der Behauptung Lügen strafen, italienische Schuhe fielen immer zu klein aus.

137

Das stimmt nicht den keiner von denen ist je aus seinen Latschen gestiegen. Selbst als blankgenagtes, POLIERTES Skelett nicht.

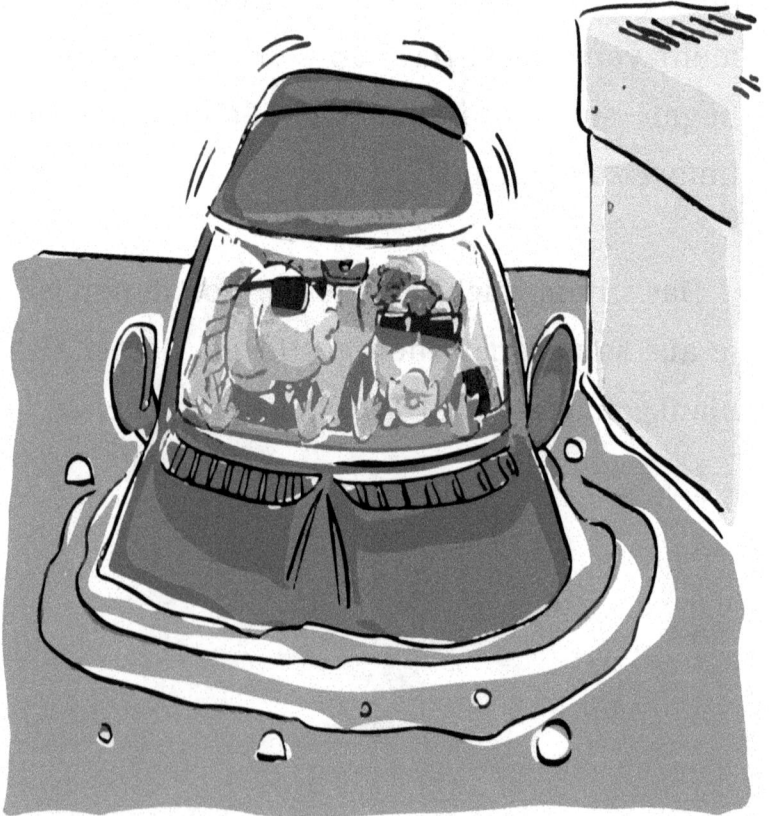

BEWUSSTSEIN

»Ohne Wasser sterben die Fische, aber Wasser ohne Fische bleibt Wasser«

(aus China)

Wie Sie nun erfahren haben, ist Ihre Spezies, HOMO SAPIENS, also mitnichten die Krone der Schöpfung. Ihre religiösen Sektenführer haben Sie die ganze Zeit über nur angeschwindelt. Sie konnten nicht anders, sie taten es einfach ihrer Natur entsprechend und so, wie sie es eben schon immer getan haben. Ist ja nicht deren Schuld, dass Sie immer wieder darauf reinfallen.Das leichte Schwindelgefühl welches Sie jetzt im Moment zu verspüren beginnen - ist eine natürliche Reaktion auf diesen Schock. Das geht aber gleich vorbei.

Trösten Sie sich mit dem Fakt, dass Erkenntniszuwachs häufig mit Schmerzen einhergeht. Denken Sie doch an die vielen Male in Ihrer Vergangenheit, als Sie sich z.B., die Finger am Bügeleisen verbrannt haben. Oder als Sie Ihre Zungenspitze, die sie im Winter während eine Ihrer blöden Mutproben - fast nicht mehr vom kalten Metallgeländer lösen konnten. Danach waren Sie klüger und haben es unterlassen, stimmt's?

So ist auch jetzt: Ihnen wird beim Lesen langsam klar, dass Sie als Spezies überhaupt nicht viel besser dran sind als Schröders Schleimfisch. Im Gegenteil – Sie armer Mensch müssen sich ja vorkommen wie ein klitzekleines Staubkörnchen im gigantischen, kosmischen Getriebe! Und als genau solches dürfen Sie sich auch empfinden.

Wenn es Ihnen ein Trost ist: jedem von uns im Endlosen Teich geht es so. Außer dem Cheffe, dessen Pokerrunde und natürlich Rita. Wenn sich denn jemand völlig zu Recht als die vollkommenste, höchste und edelste Lebensform im Glaskasten bezeichnen darf, dann sind das doch wohl wir - die Bewohner des Endlosen Teichs!

Der Cheffe hat uns jedenfalls optimal gebaut. Optimaler geht's echt nicht. Weil wir ja alle ein Teil vom Cheffe sind, logisch.

Auch Sie.

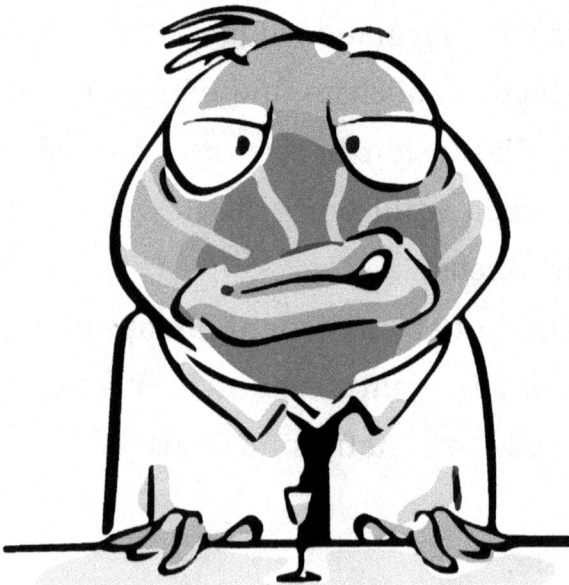

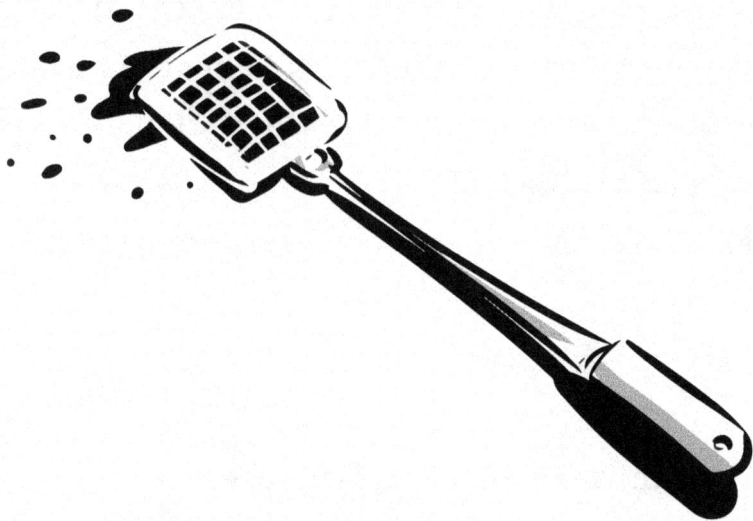

PLAGE

Wir schätzen es, dass HOMO SA-PIENS aufgrund unserer uneingeschränkten Solidarität und Liebe, die wir ihm gegenüber an den Tag hegen – ebenfalls von diesem heiß geliebt werden. So sehr, dass er uns zum Fressen gern hat. Und das ist wörtlich zu nehmen.

Buchstäblich. Was uns natürlich Angst macht. Wenn Sie sich die Mühe machen die Fakten einmal genau anzusehen, stellen Sie schnell fest, dass diese gegenseitige Liebe auf eine tragische Leidenschaft gegründet ist. Die man, ja, als fast schon einseitig bezeichnen kann.

144

Denn wenn zum Beispiel unsere Kollegen aus der Haifisch-Fraktion gelegentlich Homo Surfer oder Taucher mit ihren fetten, nahrhaften Beutetieren wie Seelöwen verwechseln und anbeißen oder ganz vertilgen – dann ist das nicht die Regel, sondern ist eine handfeste Verwechslung. Eine für das Opfer zwar fatale – aber es liegt keine konkrete Absicht vor Homo-Schinken zu verdauen (der bei weitem nicht so gut schmeckt wie Seelöwenfleisch. Behauptet zumindest unbeirrbar die Haifischfraktion).

HOMO SAPIENS dagegen, hat uns eigentlich schon fast auf der gesamten Erdballkugel leergefischt und ausgerottet.

Scherz beiseite: Wir haben uns schon immer gefragt – zumindest, seit es die industrialisierte Form des Fischfangs gibt, also die Hochseefischerei mit den schwimmenden Fabriken - warum das so ist und uns bis vor kurzem noch keine Antwort auf diese wichtige Frage zusammenreimen. Dann haben wir – dank den Recherchen unseres Helfers, dem Autor dieses Buchs – schließlich die Antwort darauf gefunden.

Wir möchten dieses Wissen mit Ihnen, werter Leser, nun teilen. Damit Sie, als vernunftbegabtes und mitfühlendes Wesen, welches Sie sind – uns dabei helfen mögen, einen Irrtum aus der Welt zu schaffen, der HOMO SAPIENS davor bewahren soll, seine

Verwandtschaft – und damit seine Familie –
gnadenlos auszurotten.

Tauchen wir also ein, in die Antwort auf die
Frage, warum HOMO SAPIENS so versessen
darauf ist, die Geschöpfe der Meere, Seen und
zu jagen...

146

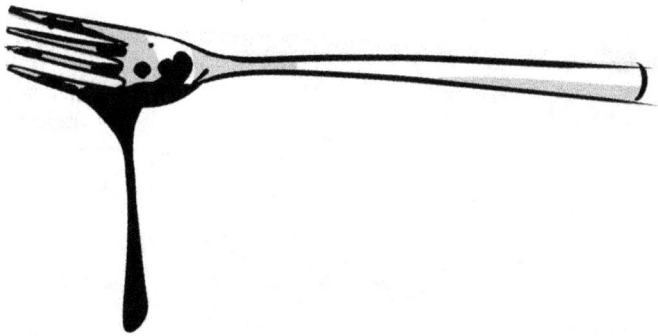

BLUTRAUSCH

*»Blut wäscht man nicht mit Blut ab,
sondern mit Wasser«*

(Aus Persien)

Woran liegt es denn nun aber, dass wir ständig in die Pfanne gehauen werden?

Das liegt, nun ja. Das liegt an Ihren...

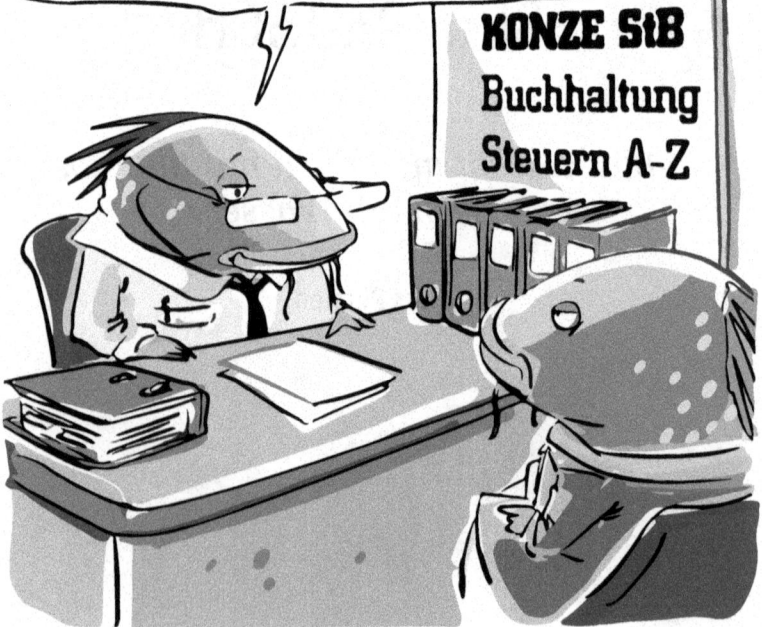

EXPERTEN

»Gesunder Menschenverstand ist,
wenn man den Experten misstraut –
mit großem Respekt und von
ganzem Herzen«

(Unbekannt)

Sie warnen immerzu davor, nicht auf den Verzehr von Fisch zu verzichten: Ärzte und Experten. FISCH! Man solle Fisch sogar regelmäßig essen! - am besten zweimal die Woche. Also jedes Wochenende die Angelrute packen, ins Auto springen und flugs ans nächste Gewässer fahren um da Jagd auf uns machen? Oder alternativ zum nächsten Discounter spazieren und aus den Kühltruhen die steifgefrorenen Leichen aus der Hochsee krallen um sie später dann in Pfanne zu hauen?

Aber, dass das - von unserer Seite aus gesehen – alles Straftaten sind, vergessen alle dabei! Ja, wirklich! Dabei geht es um veritable Delikte wie Stalking, Körperverletzung, Freiheitsberaubung, körperliche und seelische Folter und am Ende – und das immer: Mord.

Das ist ganz schön heftig!

Aber hat man jemals einen Arzt wegen Anstiftung zum Mord an Fischen jemals hinter Gitter wandern sehen? Natürlich nicht.

Fische und RECHT... Hä?

„HA, Ha, Ha…", antworten Sie. „DIE SIND DOCH ZUM ESSEN DA, Sie Schussel!", sagen Sie. „Fische wurden doch schon immer gefangen und gefressen! Dafür wurden sie ja schließlich gebaut!"

So soso. Das galt vielleicht für die Ära der Unwissenheit und Naivität – also die Zeit vor Internet und Edward Snowden. Aber doch wohl nicht mehr heute? Sie glauben zu wissen, wofür Fische existieren? Wenn's also nach Ihnen geht, sollen wir wie gehabt die Klappe halten und uns weiterhin von HOMOS JAGEN und abmurksen lassen?!

151

Sagen Sie mal, halten Sie uns eigentlich für Blechkonserven mit vier Beinen? Für wandelnde Steaks, die es kaum erwarten können von Ihnen zerkaut, eingespeichelt und Ihren glitschigen Schlund herunter in den Magen zu wandern? Weil HOMO SAPIENS und vor allem seine Ärzte – ein Nebenzweig von HOMO SA-PIENS, die sich irgendwann von der Art abgespalten hat - Fische nur als schwimmende Nährstoff-Packungen betrachten!

152

Diese unverschämten Bio-Klempner, diese besseren Maschinenschlosser und Hack-fleisch-Spezialisten– wollen doch tatsächlich jedem glauben machen, dass diese ominösen Omega-3-Fettsäuren vornehmlich NUR in wehrlos-umher zappelnden Fischen existieren sollen! Was schlicht und einfach nicht stimmt! Die Erfindung einer Clique von profitgierigen Quacksalbern und Bio-Metzgern.

Eine Ihrer Artgenossen, eine Landratte aus dem Reich des Bösen, das den Beluga-Kaviar weltberühmt machte - gab einmal einen ziemlich paradoxen aber halbwegs brauchbaren Satz von sich:

„Eine Lüge, die oft genug erzählt wird, wird irgendwann zur Wahrheit."

(Wladimir Iljitsch Uljanow, AKA Lenin zugeschrieben)

Wenn sich eine Message ständig aufs Neue wiederholt und stets mit der Jackpot-Kombination unumgänglich & alternativlos vertickt wird - sitzen Sie wieder Mal einer Lüge auf!

153

Und genau so ist es mit der Meme, Fisch sei so DIE Quelle für die lebensverlängernden Omega-Fettsäuren...

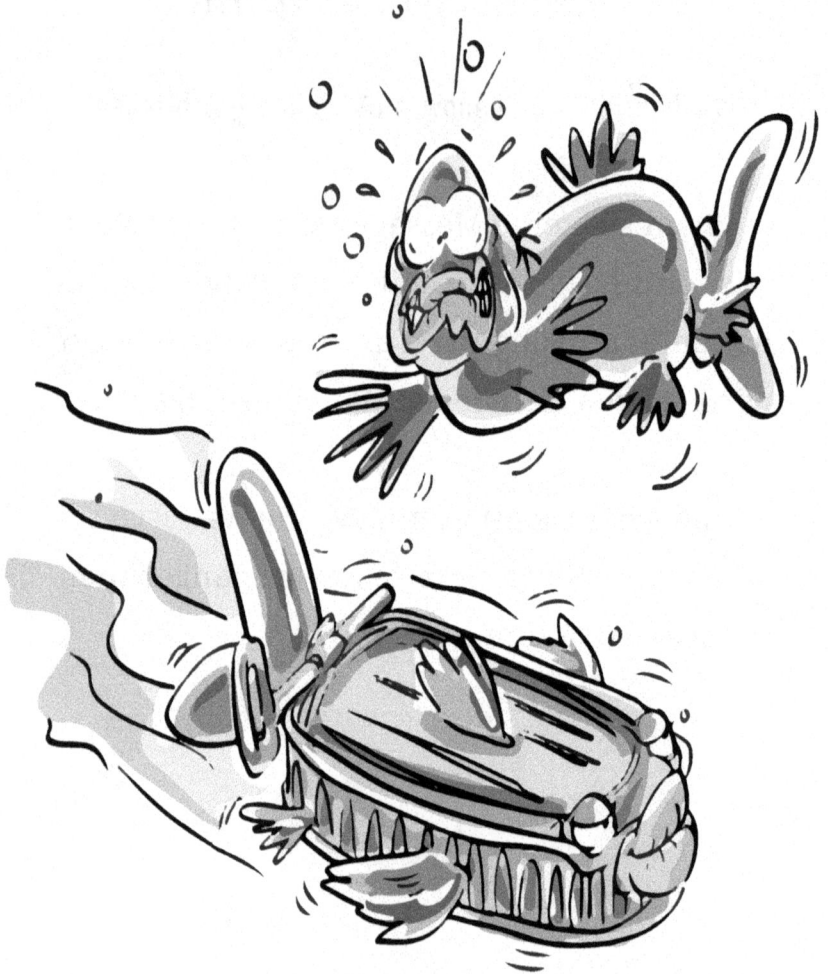

UND WAS SOLL UNS DAS JETZT SAGEN?

155

Nun, Ihre Spezies, werter Leser, der Körper des HOMO SAPIENS, nennt – wenn alle Bedingungen optimal sind - eine sehr komplexe Bio-Manufaktur sein eigen: Seinen Körper. Dieser ist in der Regel mit sehr effektiven Organen und einem tadellosen Versorgungssystem ausgestattet, dass eine längere Lebenszeit hat als der Dieselmotor eines Volvos. Und der wartungsfreier ist, als der rekordhaltende Baby Benz (Mercedes 190) der 1980er Jahre.

HOMO SAPIENS kann also mit Hilfe seines Körpers und seines äußerst wirkungsvollen Abwehrsystems - mit den gröbsten Bio-Invasoren fertig werden. Normalerweise. Es sei denn, Körper und Funktionen funktionieren nicht mehr richtig.

Jeder Mensch ist – wie genialer weise auch alle anderen Tiere in diesem wunderbaren Baukasten mit Namen Natur - in der Lage, in seiner hauseigenen Bio-Apotheke seines Körpers alles zu produzieren, was sein Stoffwechsel gerade braucht -. Abwehrstoffe, Hormone und Insulin.

Aber eines kann er eben nicht selbst herstellen: LINOLENSÄURE.

Stopp!

Das ist aber NICHT das Zeug, das häufig als Bodenbelag in Küchen vor sich hingammelt– sondern das, was in den sogenannten Omega-3-Fettsäuren steckt. Das ist eine ganz andere Baustelle. Und diese Omega-3-Fettsäuren, sagen viele, sollen sich hauptsächlich im Fett der Fische befinden. Und wenn man Fisch verzehrt, hat man automatisch seine Medizin mitgegessen. Denken Sie.

Verzeihen Sie, wenn wir laut auflachen: HAHAHA! Was ist das nur für ein großer Witz...

»Omega-3« klingt erst einmal richtig spannend nach Science Fiction! Man denkt gleich an den Science-Fiction-Endzeitthriller mit Charlton Heston in „Der OMEGA-Man" aus 1971. Und in Verbindung mit der Zahl »3« klingt das alles noch spannender, noch fantastischer, wenn man ehrlich ist, gell?

Dabei ist wissenschaftlich ja noch nicht einmal eindeutig bewiesen, Ob Omega-3-Fettsäuren wirklich sooo überlebensnotwendig für HOMO SAPIENS ist, wie man es von überall vernehmen kann!

Denken Sie an die Wüstenbewohner, die ja auch steinhalt werden können – schwimmen da in der Wüste etwa Karpfen im Sand herum?

Genau.

Nach vierwöchigem Saftfasten wirkt und duftet mein Urin wie eine klare Bergquelle.

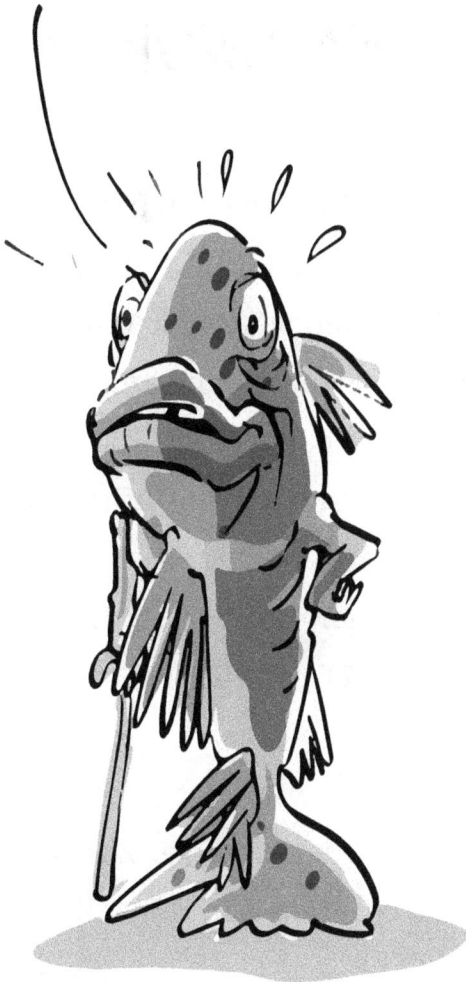

NACHWORT

Werter Leser, wir sind ans Ende dieses ERSTEN TEILS angelangt – jedoch noch lange nicht ans Ende des THEMAS. Noch lange nicht. Denn der rücksichtslose AUSVERKAUF unserer Meeresfauna schreitet unaufhaltsam weiter und die Zeit läuft ab. Daher ist es für uns eine Frage um Leben und Tod, Ihnen, werter Leser, die GANZE WAHRHEIT näher zu bringen.

DIESER BAND war so hoffen wir, für Sie eine interessante Zeitreise. Zurück zum Ursprung und zu den Wurzeln alles Seins auf dieser Welt. Einer Welt, die Sie zu kennen glauben – die jedoch so viel im Verborgenen vor Ihnen versteckt hält. Trotz Google Earth, wie wir anmerken wollen.

Wir wissen sehr wohl, dass Sie zum Teil mit schockierenden Fakten konfrontiert wurden. Natürlich, denn wir haben Ihnen gerade ihr Weltbild geradegerückt. Aber wir haben auch ein wenig Rücksicht auf Sie genommen: Wir wollten Sie nicht mit den vielen Informationen plattwalzen, die unser loyaler Freund, der Autor, in penibler Fleißarbeit zusammengetragen hat. Am Ende kam so viel Material dabei heraus, dass wir beschlossen eine kleine Reihe daraus zu machen. Wir hoffen sehr, dass Sie sich von uns haben motivieren lassen - uns auch in der nächsten Ausgabe, Band 2, zu begleiten.

Im vorliegenden Band haben Sie jetzt einiges Neues über uns gelernt - unsere Welt des

Wassers und seiner Bewohner. Sie wissen jetzt, WIE diese Welt entstand, WO sie sich im Augenblick genau befindet und WELCHE Beweggründe dazu führten, dass es uns und SIE überhaupt gibt.

Sie haben erfahren, dass es etwas mit einem gewonnen Pokerspiel und einem skandinavischen Verlierer zu tun hat. Dass eine PUTZFRAU, SCHOKOLADENKEKSE und eine chemische Reaktion in der KANALISATION mit der ENTSTEHUNG HOMO SAPIENS zu tun haben. Sie durften erfahren, WARUM letztgenannter aus der WG im Weltmeer flog und warum er zur Landratte mutierte.

Sie lernten den WAHREN GRUND Ihres Heißhungers auf FISCH kennen. Das dieser einem MYTHOS geschuldet ist, der WIRTSCHAFTLICHE INTERESSEN bedient. Sie wissen jetzt, WIE Sie an gigantische Ressourcen von OMEGA-FETTSÄUREN gelangen - ohne

162

einem Tier auch nur ein Haar zu krümmen respektive einem Fisch die Schuppe auszureißen.

Die Gemeinde der Wassergeschöpfe samt ihrer Freunde und Förderer, hegen die Hoffnung, dass sich Ihre bisherige Sicht auf OMEGA-3-FETTSÄUREN wandeln möge. So, dass Sie Ihren Bedarf bestenfalls nicht über den ineffizienten Weg, des Verzehrs von Fisch, fortführen mögen. Zumal dies im direkten Vergleich zu Pflanzenöl oder synthetisierten Fettsäuren - kaum mehr einen Sinn ergibt.

Der Autor bedankt sich seinerseits bei seinen Auftraggebern, den Compañeros im Wasser, für das entgegengebrachte Vertrauen, bei Cheffe und natürlich bei Ihnen, werter Leser - für Ihre Zeit und Aufmerksamkeit.

Gehaben Sie sich wohl und bleiben Sie geschmeidig.

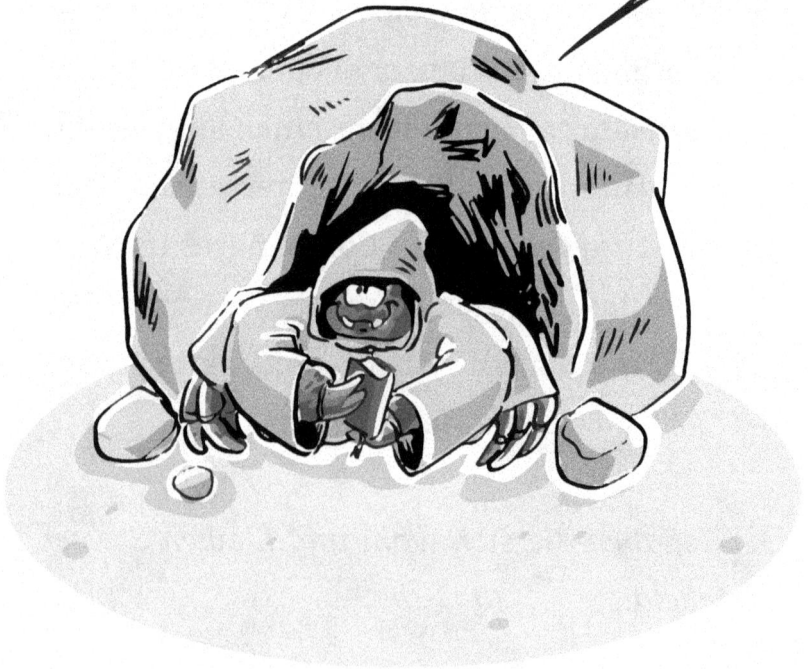

ANHANG: LEXIKON BERÜHMTER VEGETARIER

Wichtige Personen der Zeitgeschichte, denen die vegetarische Lebensweise zugesagt wird - in kurzweiliger Zusammenfassung mit wichtigsten Eckdaten.

165

ABRAHAM LINCOLN

...der hagere Zylinderträger mit Kinnbart führte als 16. Präsident der USA die Unionsstaaten im Norden (Sklaverei-Gegner) in den vierjährigen Sezessionskrieg gegen die Konföderierten Staaten im Süden (Sklavenhalter).

AMANTINE-LUCILE-AURORE DUPIN AKA GEORGE SAND

166

...die Männerkleidung tragende Schriftstellerin hatte etliche Affären und war die vielleicht bestbezahlte Schriftstellern ihrer Zeit. Zu ihrem Freundeskreis gehörten u.a. Balzac, Dumas, Delacroix, Liszt und dessen Freund Chopin, mit dem sie eine Liebesbeziehung begann.

BARNES WALLIS

...der Erfinder der bierfassgroßen Rollbombe, mit der im Zweiten Weltkrieg während der Bombardierung der Alliierten deutsche Staudämme plattgerollt wurden.

C. V. RAMAN	...war ein indischer Astrophysiker und Nobelpreisträger mit ständigen Kopfschmerzen – weswegen er wohl ständig einen Kopfverband, einen Turban trug.
CORETTA SCOTT KING	...die Ehefrau des Bürgerrechtlers Martin Luther King jr. half in ihrer Kindheit in Alabama noch Baumwollpflücken, spielte Geige und Klavier und überlebte ein Bombenattentat.
DR. BARBARA MOORE	...nein, nicht das Nackt-Model vom Playboy-Magazin: die Langstreckenwanderin, die 1960 die Strecke von San Franzisco nach New York in nur 46 Tagen bewältigte.

EURIPIDES

...der hagere Zylinderträger mit Kinnbart führte als 16. Präsident der USA die Unionsstaaten im Norden (Sklaverei-Gegner) in den vierjährigen Sezessionskrieg gegen die Konföderierten Staaten im Süden (Sklavenhalter).

168

FRIEDRICH NIETZSCHE

...der in Sachsen geborene Geisteswissenschaftler war schon als Kind mit Krankheit geschlagen – was ihn nicht hinderte mit 24 Jahren außerordentlicher Professor für Philologie zu werden. Die Welt --...verdankt dem an Wahnsinn Erkrankten hitzige Moral-Debatten

GEORGE GORDON BYRON

AKA

LORD BYRON

...seine Behinderung, ein Klumpfuß, war das Problem: damit konnte er nicht tanzen. Solchermaßen gehandicapt lag hierin vermutlich der Grund, dass George Gordon gerne mit wilden Affären gesellschaftliche Skandale verursachte und mit seinen anrüchigen Werken gar eine eigene Figur in der Spätromantischen Literatur erschuf, den »Byronic Hero«.

169

HENRY

SALT

...der englische Ägyptologe schaufelte halb Luxor, die Pyramiden und die Sphinx vom Sand frei und verhalf etlichen europäischen Museen zu handfestem Ausstellungsmaterial. Manche Archäologen meinen heute noch »Salz und Pfeffer darf nicht fehlen!« (man weiß immer noch nicht, wer mit »Pfeffer« eigentlich gemeint ist).

JESUS VON NAZARETH

...der jüdische Wanderprediger hatte eigenartige Ideen von Besitz und Wohlstand und zog schnell den Ärger der wohlhabenden Tempelpriester auf sich, die ihn als Terroristen anzeigten. Die Karriere des Wanderpredigers endete nach nur zwei bis drei Jahren an einem Holzkreuz, an das er genagelt wurde. Nach seinem qualvollen Tod entstand das Christentum mit inzwischen 2,26 Milliarden Anhängern.

170

LEONARDO DA VINCI

...er Sohn eines Notars und einer Magd, einer arabischen Sklavin, wurde ein erfolgreiches Universalgenie und war dermaßen talentiert in

...Anatomie, Mechanik, der Ingenieurskunst und in der Naturphilosophie – dass sich neben ihm sogar der Pabst vorkommen musste wie ein Kümmerling.

MARY SHELLEY AKA MARY WOLLSTONE-CRAFT SHELLEY

...wurde als Tochter einer führenden Feministin und Schriftstellerin im London des ausgehenden 18. Jahrhunderts geboren. Die Mutter starb kurz nach der Geburt und der liberale Vater erzog die Heranwachsende zu einem freieren, liberalen Leben. Die in die Literaturgeschichte eingegangene Begegnung mit Lord Byron bescherte später der Weltliteratur den Roman Frankenstein.

MOHANDAS KARAMCHAND GANDHI

AKA

MAHATMA GANDHI

172

...war indischer Rechtsanwalt, Widerstandskämpfer, Revolutionär, Publizist, Morallehrer, Asket und Pazifist. Was soll man sagen: er hat Thoreau gelesen und ein Schalter hat sich umgelegt. Er reiste um 1900 nach Südafrika um gegen die Rassentrennung und für die Gleichberechtigung der... Inder zu streiten. Ausgerüstet mit dieser Erfahrung befreite er danach Indien vom Kolonialjoch der Briten mit zivilem Ungehorsam und Hungerstreiks.

PLATON AKA PLATO

...so heißt auch ein Projekt zur Erforschung extrasolarer Planeten – aber gemeint ist natürlich der bekannteste und einflussreichste Denker und Schriftsteller der Geistesgeschichte. Der Schüler von Sokrates setzte Maßstäbe in Metaphysik, Erkenntnistheorie, Ethik, Anthropologie, Staatstheorie, Kosmologie, Kunsttheorie und Sprachphilosophie und unterrichtete seinerseits Aristoteles, der ihm auch häufig einmal widersprach.

173

QUINTUS HORATIUS FLACCUS AKA HORAZ

174

...den manche wegen des Namens und dem hässlichen Zinken im Gesicht mit der altägyptischen Gottheit mit Falkenkopf verwechselten. Horaz oder Geier, wie ihn Freunde liebevoll nannten, war neben Vergil, Properz, Tibull und Ovid der bedeutendste Dichter der »Augusteischen Zeit« im alten Rom.

ROMAIN ROLLAND

...der Sohn eines Notars begann mit 11 Jahren zu schreiben und wurde konsequenterweise Schriftsteller. Berühmt wurde er durch seinen 10-bändigen roman-fleuve »Jean-Christophe« – einer Untergattung des Romans, dessen erster Vertreter ebendieser 10-bändige Roman ist und wofür er den Literaturnobelpreis bekam. In dem Roman geht es übrigens um den (fiktiven) »deutschen Komponisten Johann-Christoph Krafft, der als junger Mann nach Frankreich gelangt, sich dort mit Hilfe eines französischen Freundes assimiliert und so in seiner Musik quasi die ihm angeborene ‚deutsche Energie' mit ‚französischen Geist' verbinden und veredeln kann.«

THOMAS EDISON

...wurde berühmt als Leuchtkönig: der US-amerikanische Erfinder forschte auf dem Gebiet der Elektrizität und Elektrotechnik und erfand allerlei Geräte zur Stromerzeugung, Stromverteilung und an elektrischen Konsumartikeln. Mit der Einführung von Elektrolicht hat er eine ganze Epoche geprägt und für die Elektrifizierung der industrialisierten Welt verantwortlich.

176

ZARATHUSTRA

...bei dem sich die Forschung nicht einigen kann wo er denn nun genau geboren wurde und gelebt hat – war ein altiranischer Priester und Religionsstifter, der den nach ihm benannten Zoroastrismus zum Durchbruch verhalf. In Europa galt er lange als »Prototyp des Weisheitslehrers« und wurde von vielen berühmten Denkern verehrt. Freddy Mercury (bürgerlich Farrokh Bulsara) der Rockband Queen war bekennender Zoroastrier.

Na sehen Sie? All diese Prachtexemplare der Spezies HOMO SAPIENS haben es auch ohne ungesundes Fett und dickmachende Fettsäuren geschafft tolle Glanztaten zu vollbringen!

Mal ganz davon abgesehen, dass es einfach mehr Spaß macht, auf Barbecues-Partys als asketischer Spielverderber aus der Reihe zu

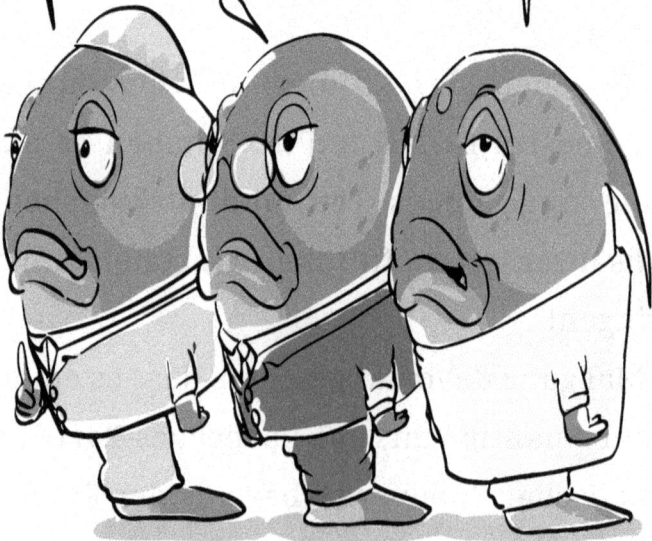

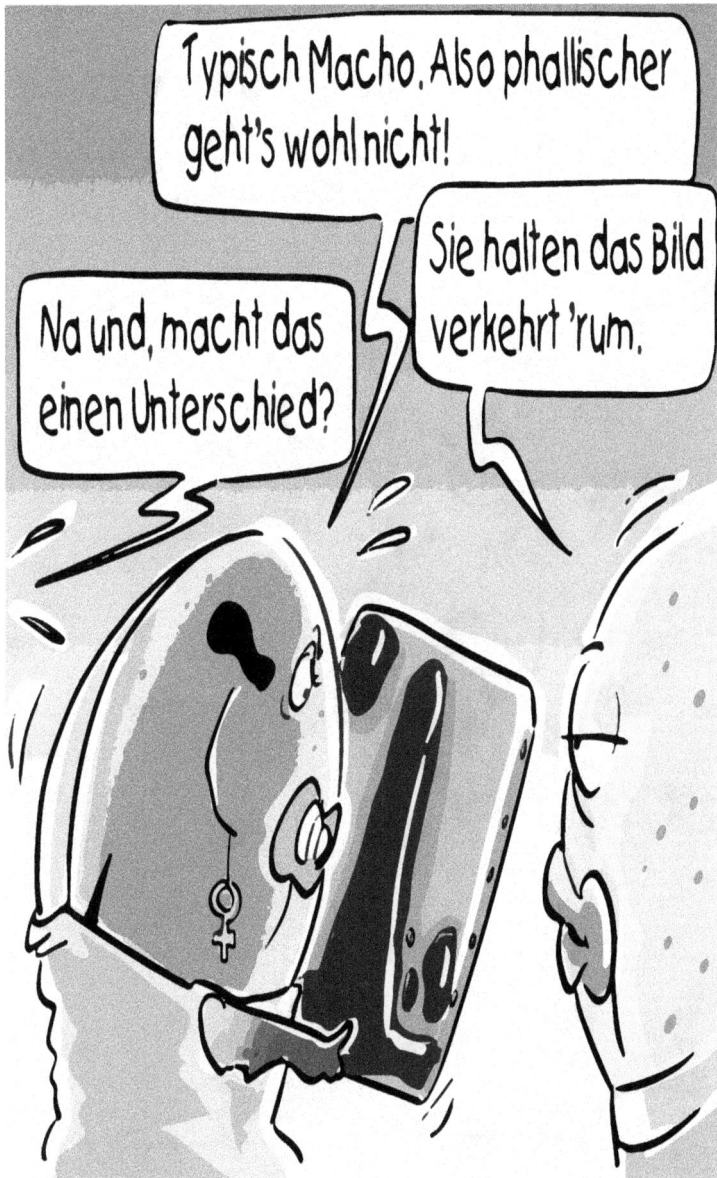

Zuerst der Job. Dann ein Haus.
Und dann Kinder. Jetzt bist
schwanger von einem arbeitslosen
Wach- und Schließer

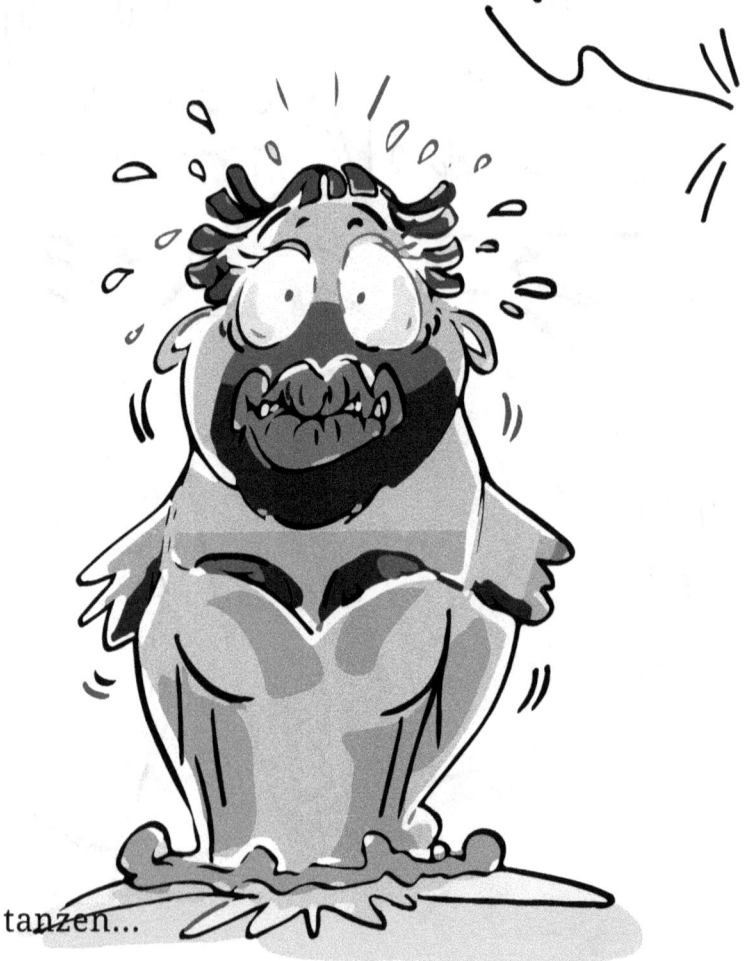

tanzen...

IMPRESSUM

AUTOR

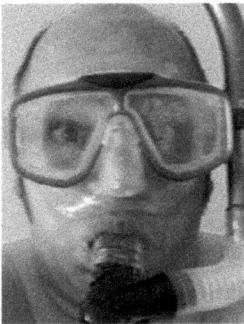

Nach 20 Jahren Lehrzeit als Ovo-Lakto-Vegetarier hat sich der Autor während der Arbeiten an diesem Buch auf die Vegane Lebensweise umgestellt.

Wenn er nicht gerade an einem Buchprojekt arbeitet, bestreitet Nuesret Kaymak, Jg. 1967, seinen Lebensunterhalt u. a. als Illustrator, Konzeptzeichner, Cartoonist, Comiczeichner und Trickfilmer. Zu seinen Auftraggebern gehören renommierte PR- und Werbeagenturen und bekannte TV- und Filmproduktionen.

VOM GLEICHEN AUTOR

FETTER FISCH – OPUS (2016)

Butter bei de Fische Report-Ratgeber für HOMO SAPIENS/Band 1: Finger im Butt (2015)

Komm mit ins Kloster (2015)

Komm mit ins Keltendorf (2015)

Komm mit in die Römervilla (2015)

Komm mit in die Burg (2015)

Herrscher Quartett (2015)

Götter Quartett (2015)

Ritter Quartett (2015)

Burgen Quartett (2015)

Piraten Quartett (2015)

Die Heinzelmännchen zu Köln (2014)

Minnie und Minsky (2014)

Malbuch Besuch im Kloster (2014)

Zeitreise Wikinger (2014)

Malbuch Rom und die Römer (2013)

Malbuch Meine Eifel (2013)

Zeitreise Mittelalter (2013)

Kalligraphie - Schreiben als Kunst (2012)

Über Stock und über Stein: Spielen wie die Kinder früher (2012)

Die Heinzelmännchen zu Kölle (2012)

Fred, die Feuermaus und die heiße Silvesternacht (2001)

Fred, die Feuermaus, und der brennende Pavillon (2000)

ABBILDUNGSNACHWEIS

Illustrationen & Fotos © Nuesret Kaymak   **183**

QUELLENVERZEICHNIS

Advanced Aquarist

Biodiversity Heernage Library (BHL)

Encyclopedia of Life (EOL)

FishBase

Integrated Taxonomic Information System (ITIS)

International Union for Conservation of Nature and Natural Resources (IUCN)

IUCN Red List

Marine Life Information Network (MarLIN)

National Center for Biotechnology Information

National Museum of Natural History (NMNH)

Peta

SysTax - a Database System for Systematics and Taxonomy, Universität Ulm

The Reptile Database

Tree Of Life webproject

University of Georgia

University of New South Wales

Vegetarierbund Deutschland (VEBU)

Vereinigung Deutscher Gewässerschutz e.V.

Englische Wikipedia

World Register of Marine Species

WorldFish

ZooBank

...last but not least, eine kleine Bitte: falls Ihnen das Buch gefallen hat, würde ich mich über eine Empfehlung oder Rezension im Internet sehr freuen. Das wäre großartig! :-)